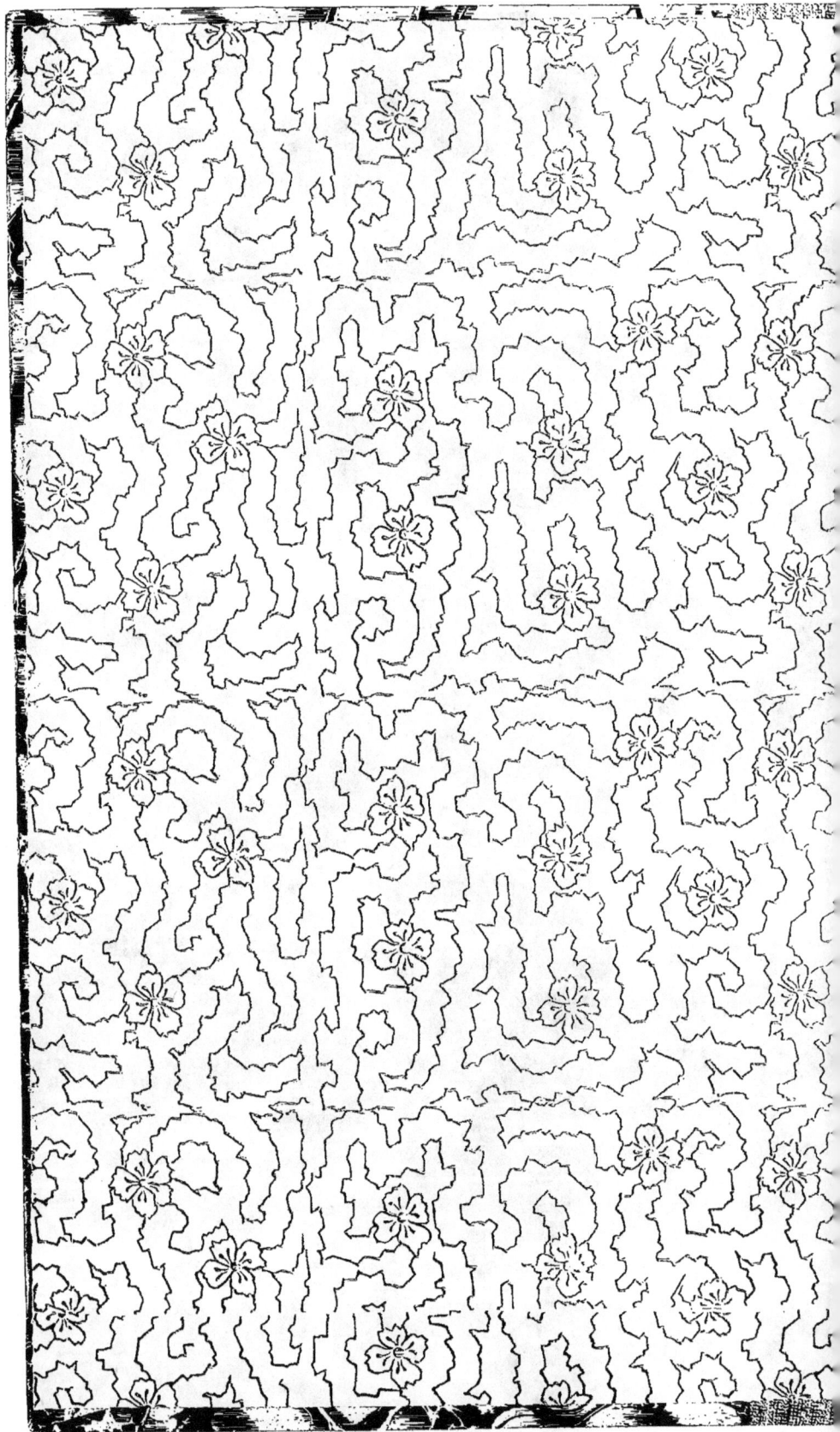

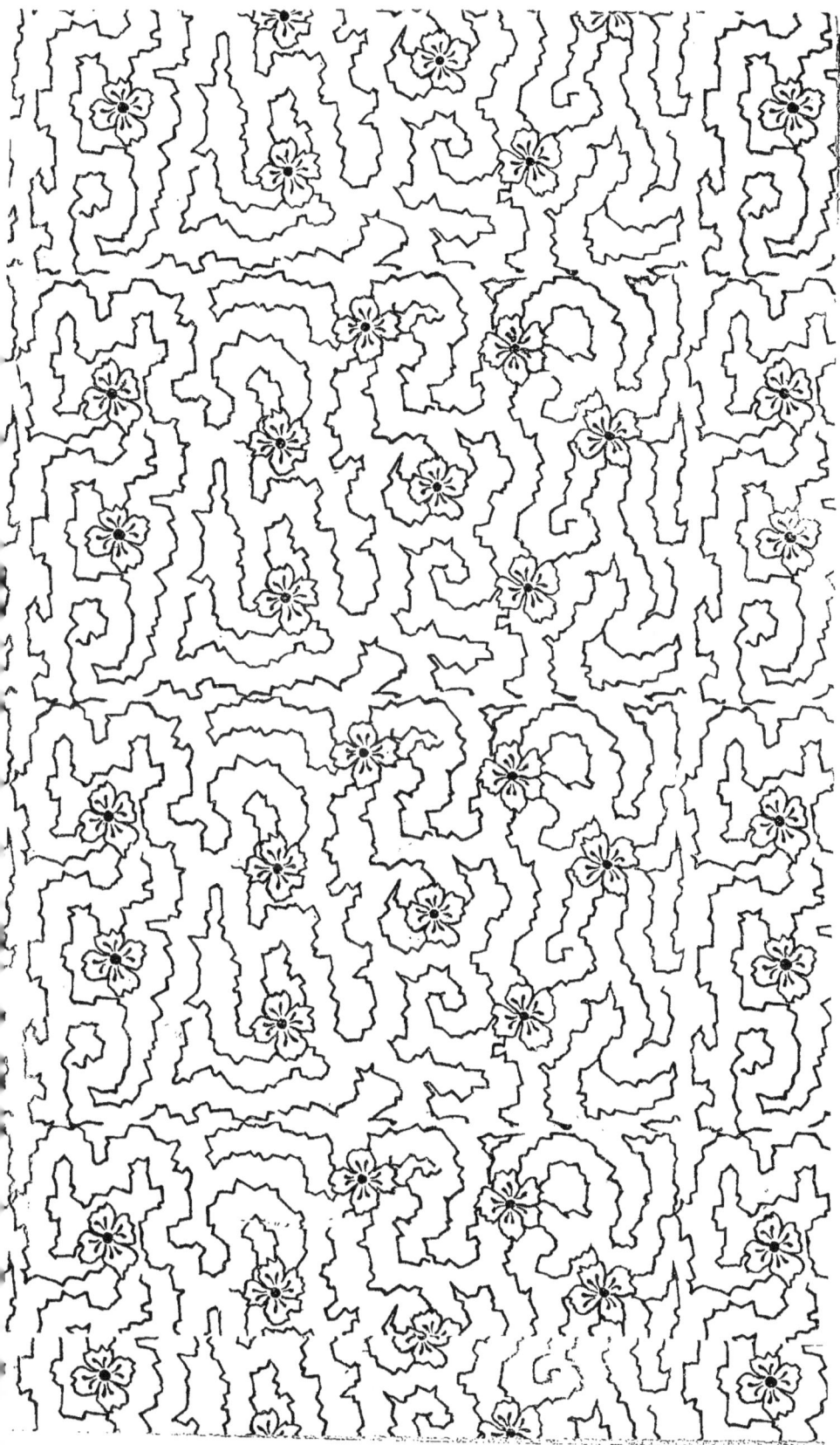

LES INDICATIONS DE CHALLES

Vet

APHONIES & ENROUEMENTS

PAR

Le Docteur Paul RAUGÉ

ANCIEN INTERNE DES HÔPITAUX DE LYON,
ANCIEN PROSECTEUR DE L'ÉCOLE DE MÉDECINE,
LAURÉAT DE L'ÉCOLE DE MÉDECINE DE LYON,
MÉDECIN CONSULTANT A CHALLES

CHAMBÉRY

IMPRIMERIE SAVOISIENNE, RUE DU CHATEAU

1891

LES INDICATIONS DE CHALLES

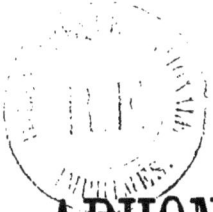

APHONIES & ENROUEMENTS

PAR

Le Docteur Paul RAUGÉ

ANCIEN INTERNE DES HÔPITAUX DE LYON,
ANCIEN PROSECTEUR DE L'ÉCOLE DE MÉDECINE,
LAURÉAT DE L'ÉCOLE DE MÉDECINE DE LYON,
MÉDECIN CONSULTANT A CHALLES

CHAMBÉRY

IMPRIMERIE SAVOISIENNE, RUE DU CHATEAU

1891

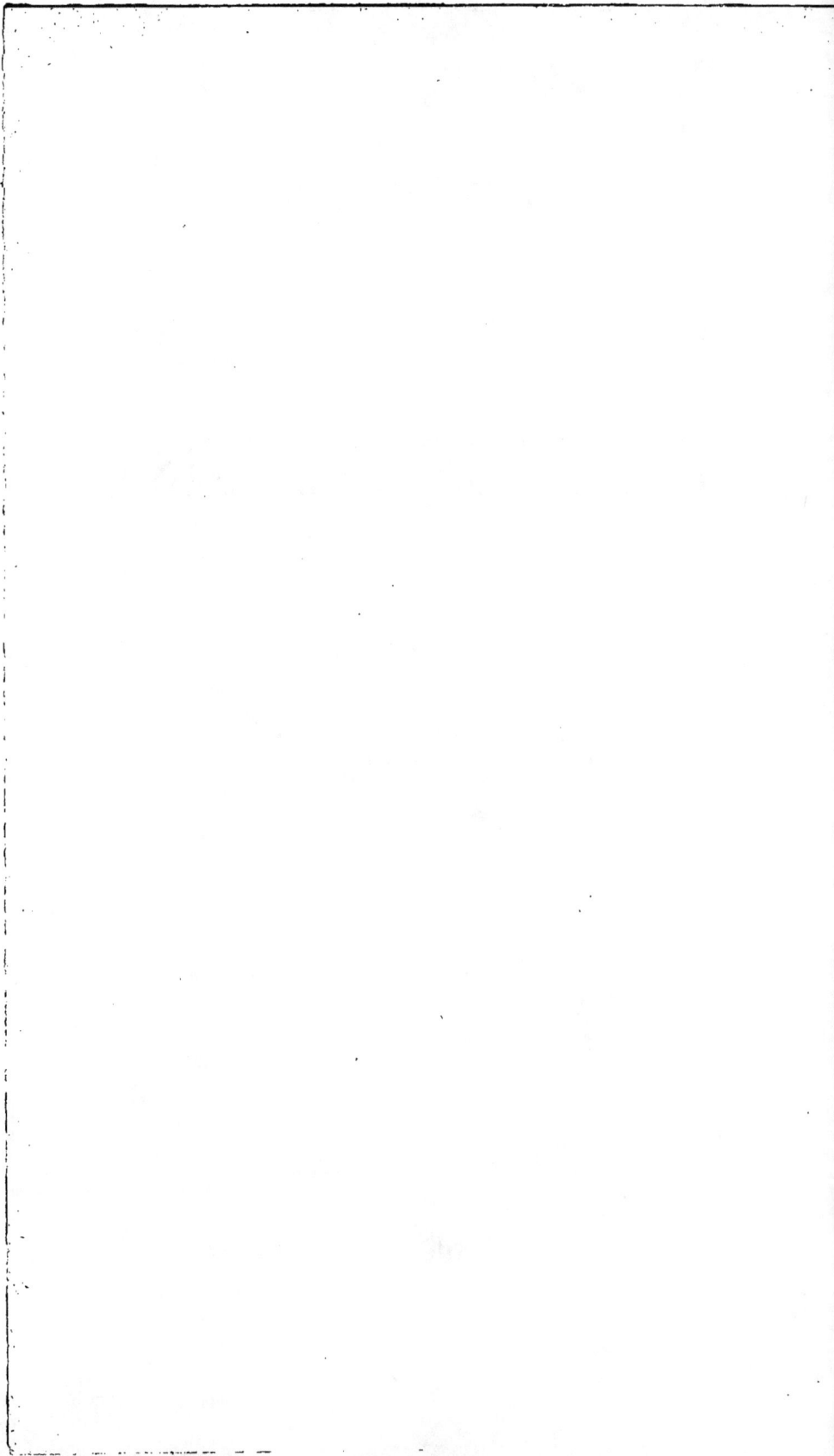

AVANT-PROPOS

Nous recevons à Challes un assez grand nombre de malades présentant des troubles de la voix. D'où vient que nous guérissons les uns et que nous n'obtenons rien pour les autres? D'où vient que des cas d'apparence identique, à ne considérer que leurs effets communs sur la fonction vocale, réagissent si différemment en face d'une médication uniforme? Cette diversité dans les résultats n'est certainement pas un caprice du hasard. Elle obéit à des lois régulières et n'a pas d'autre raison d'être que l'infinie multiplicité des conditions étiologiques cachées sous l'identité apparente du symptôme.

Ce n'est donc pas le symptôme en soi, mais ses mécanismes divers et ses mille conditions d'origine qu'il faut savoir interroger, si l'on veut asseoir sur une base ferme le pronostic et les indications : ni celui-ci, ni celles-là ne sauraient, en aucun cas, se déduire de la simple contemplation du trouble banal observé. Mais, suivant que la cause première est accessible ou réfractaire au moyen dont nous disposons, il sera permis d'affirmer d'avance la réussite ou l'insuccès du traitement.

Les malades, pour qui le symptôme est tout, parce qu'ils ne souffrent que par le symptôme, admettent volontiers qu'un homme aphone en vaut un autre et s'estiment, au degré près, parfaitement égaux devant leur commune misère. Persuadés que l'unité d'aspect correspond à l'unité de nature, ils font de l'aphonie une maladie essentielle, dont l'enrouement est la première étape, et, partis de cette donnée remarquablement simple, ils édifient sur elle leurs convictions nosologiques et leurs procédés de traitement; concluant de l'identité morbide à l'uniformité thérapeutique, convaincus comme ils sont que toutes les « extinctions de voix » se ressemblent et que ce qui est bon pour l'une est bon pour toutes, ils se passent de l'un à l'autre l'ordonnance qui guérit et échangent de bonne foi les formules de gargarismes.

Je n'insiste pas sur la vanité de ces croyances doctrinales, fausses comme toutes les idées médicales mondaines, mais j'ai voulu, par l'exagération même de l'exemple choisi, montrer ce que vaut le procédé thérapeutique qui consiste à poursuivre aveuglément le phénomène symptomatique, sans chercher à se renseigner sur le trouble anatomique ou fonctionnel dont il est l'expression apparente. En laryngologie plus qu'ailleurs, on abuse communément des jugements par à peu près et des thérapeutiques vagues. Maladies de spécialistes, les altérations de la voix n'inspirent à la médecine commune qu'une sollicitude très relative. Les cas douteux, et c'est le plus grand nombre, ceux qui ne peuvent trouver place dans le cadre élastique et complaisant des laryngites avec ou sans épithète, sont jetés sans merci dans un groupe indécis, étiquetés du nom d'un symptôme banal et soumis en masse au même traitement. Combien, parmi ceux-là, doivent se contenter, comme diagnostic, de la rubrique ordinaire *aphonie*, et recevoir le commun badigeonnage, chez qui un examen précis aurait pu découvrir une lésion définie et motiver une médication plus personnelle.

La légion des gens enroués n'est pas un ensemble homogène : elle se recrute un peu partout, dans la tuberculose et dans la syphilis, parmi les paralysies du larynx ou les simples inflammations catarrhales ; et la gamme des dysphonies comprend des aspects innombrables, depuis le simple *voile* qui couvre à peine la voix, jusqu'à l'aphonie, qui l'éteint.

Ce sont ces formes variées des altérations vocales que je me propose d'étudier dans ce travail, afin d'éliminer les unes et de réclamer avec assurance celles qui relèvent de la thérapeutique sulfureuse.

Rappeler très rapidement les idées qu'on a, à l'heure présente, sur le mécanisme vocal ; déduire de son fonctionnement normal la série des altérations qui peuvent en compromettre chaque rouage ; chercher dans quel état morbide telle de ces lésions se montre ; choisir enfin, d'après leur nature et d'après leur origine, celles qui sont justiciables de notre cure et écarter toutes celles contre lesquelles nous ne pouvons rien : telle est la marche qui m'a semblé naturelle pour baser sur des données sûres les indications de Challes dans les différentes formes de dysphonie.

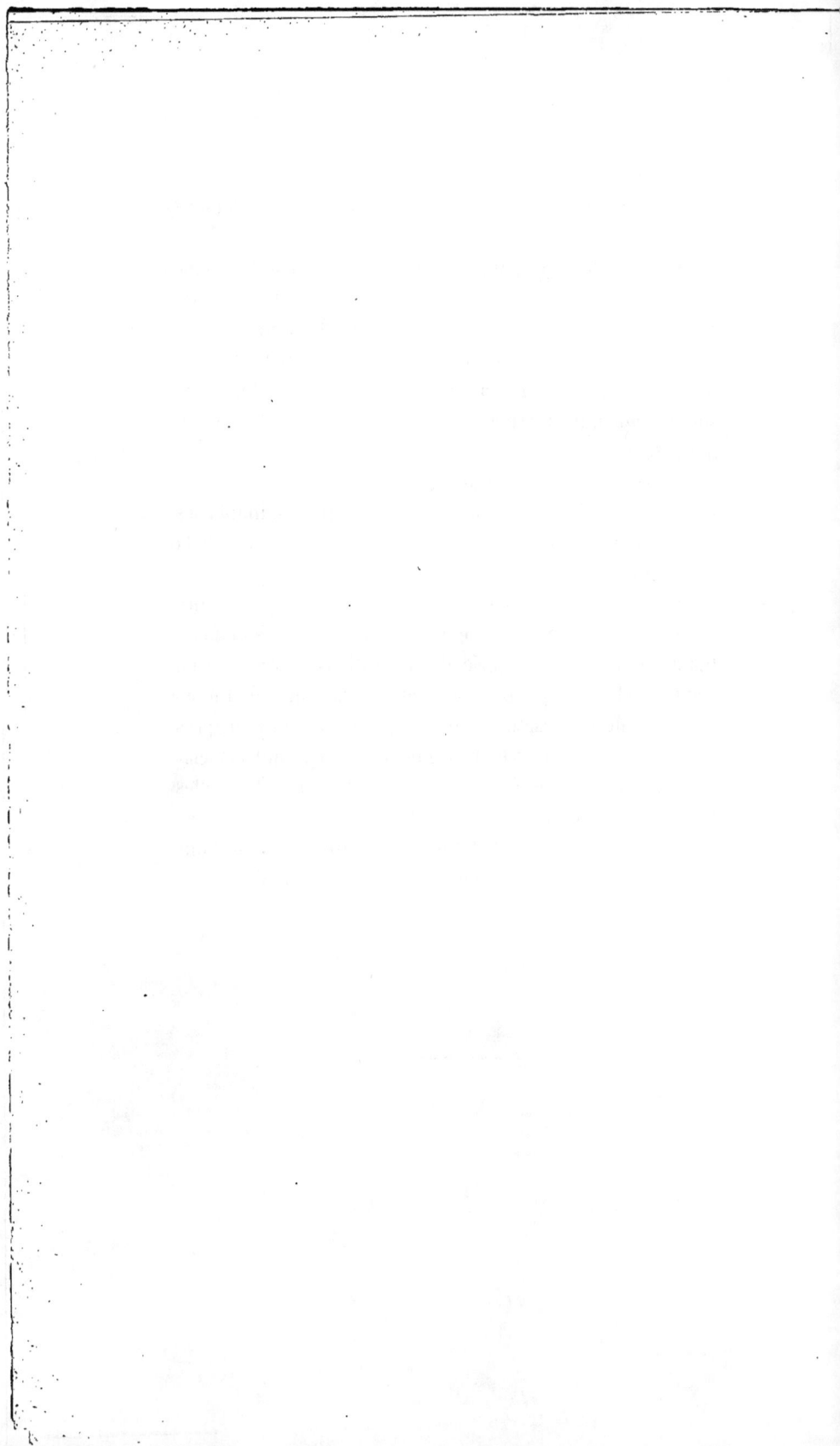

APHONIES ET ENROUEMENTS

CHAPITRE PREMIER

SUR LA PHYSIOLOGIE NORMALE DE LA PHONATION

1

LA DOUBLE FONCTION DU LARYNX

Les vibrations qui déterminent la production du son laryngé élémentaire ont pour condition primordiale le passage de l'air expiré à travers les lèvres tendues d'un diaphragme membraneux interposé sur son chemin. Mais la présence de cet obstacle, par où le canal aérien s'adapte, en un point, à une destination fonctionnelle particulière, constitue, d'autre part, un empêchement à la libre circulation de l'air respiratoire dans ce conduit. Poussé à sa limite extrême dans la phase d'activité vocale, qui suspend à peu près l'acte respiratoire, cet obstacle s'efface en partie quand cesse l'adduc-

tion phonatrice et que les cordes relâchées s'écartent ;
mais il ne saurait être suffisamment éloigné par le seul fait
du retour de la glotte à l'état de passivité qui répondrait au
repos absolu de ses muscles. Soustrait à toute influence
musculaire et rendu simplement à l'action des forces physiques qui représentent l'ensemble de ses propriétés de
tissus, le larynx ne se met pas, de lui-même, dans l'état
nécessaire à la respiration : il s'immobilise dans une sorte
de demi-béance, dont l'image nous est donnée par la glotte
cadavérique. Or, la glotte vivante a besoin d'une ouverture
beaucoup plus large pour livrer à l'air inspiré un passage
toujours suffisant. Sans doute, l'état cadavérique de la
glotte, que les paralysies totales du larynx réalisent dans
des circonstances très rares, n'entraine pas fatalement des
phénomènes asphyxiques et peut suffire, à la rigueur, aux
besoins respiratoires ; elle y suffit du moins tant que le
sujet est au repos ; mais dès que l'effort, la course ou
seulement la marche rapide viennent accroitre l'activité
respiratoire, il survient une dyspnée manifeste, exprimée
par une certaine angoisse et par l'accélération compensa-
trice des mouvements d'inspiration. Il faut donc à l'ouverture glottique un surcroît de béance active, qui a pour
mesure l'écart angulaire entre la position cadavérique et la
position respiratoire. Cette intervention permanente d'une
force musculaire, luttant contre le retour passif et spontané
des cordes vocales à leur position d'inertie, résulte évidemment du raccourcissement tonique et ininterrompu de
certains éléments musculaires, dont le rôle, en ce sens, est
assez comparable à l'action inconsciente et continue des
sphincters.

Il y a là, peut-on dire, une véritable nécessité physiologique, en même temps qu'un fait matériel prouvé par la
comparaison des différents états de la glotte. C'est à la
cause de cette incessante abduction active que MM. Krause

et Semon[1] ont donné le nom de « tonus réflexe des abducteurs. » Ainsi que l'indique la désignation même par laquelle ils ont caractérisé le phénomène, ils admettent que
la tonicité d'où résulte l'écartement respiratoire des lèvres
glottiques est limitée aux abducteurs seulement. Ainsi,
dans un larynx qui respire, tous les muscles seraient inactifs, à l'exception du crico-aryténoïdien postérieur, qui
continuerait seul à veiller, pendant tout le repos vocal, au
maintien de l'ouverture glottique. Semon, en plusieurs
passages, et notamment dans son très récent travail sur la
position des cordes vocales pendant la respiration tran-
quille, s'est expliqué nettement sur ce point. Mais il parait peu vraisemblable que la position respiratoire des
cordes, qui est en somme leur position de repos, soit due
à l'action isolée d'un seul muscle ou d'un seul groupe
musculaire. Il me semble plus naturel, plus conforme surtout aux lois générales de la physiologie musculaire, de
voir là un état d'équilibre maintenu par l'action collective
de tous les muscles du larynx, chacun d'eux conservant,
pendant le repos de l'organe, un degré variable de raccourcissement tonique. Le maintien permanent des cordes vocales dans l'écartement nécessaire à la respiration n'est
que la résultante de ces tonicités musculaires, associées
dans le repos, comme nous montrerons les contractions
actives associées dans le travail de l'organe. Ne voit-on pas,
partout ailleurs, les mouvements, aussi bien que les atti-
tudes de repos, exprimer, suivant leurs nuances, les combi-
naisons variables de contractions antagonistes ? Le larynx,
à ce point de vue, ne saurait faire exception à la loi commune; et si les cordes inactives se mettent spontanément
dans l'attitude respiratoire, elles s'y mettent comme un
membre au repos se met dans la demi-flexion, en combi-

___

[1] Congrès international de Copenhague 1884. (Comptes-rendus
des travaux de la section de Laryngologie, p. 48.)

nant, dans des proportions convenables, un certain nombre
d'actions musculaires opposées, dont le total réalise exactement l'effet physiologique désiré.

L'état respiratoire n'est donc pour la glotte qu'un repos
relatif, un véritable équilibre actif, maintenu par des puissances musculaires invisibles mais toujours présentes. Le
repos absolu, celui que Ziemssen a si justement nommé
« état cadavérique », a pour condition nécessaire la suppression de toute influence nerveuse, le retour de l'appareil
à l'état d'inertie dans lequel les forces inorganiques, pesan-
teur, élasticité, continuent seules à agir sur lui.

La différence de largeur qui distingue la glotte vivante de
celle du cadavre est un fait depuis longtemps constaté.
Pourtant les physiologistes sont, sous ce rapport, beaucoup
moins affirmatifs que les laryngologues. Certains d'entre
eux, comme Grützner et Michael Foster, semblent même
ne pas admettre un écart sensible entre ces deux aspects
de l'orifice glottique. Ce qui est certain, c'est que personne
n'avait jamais songé à préciser cette différence en mesurant
comparativement la glotte sur le cadavre et chez le vivant.
Tel est pourtant le seul moyen de faire, dans la béance
respiratoire de la glotte, la part de l'action musculaire.
M. Semon, dans un travail extrêmement précis [1], vient de
combler cette lacune. Il a vérifié, mieux encore il a mesuré
ce *tonus dilatateur* dont il avait affirmé l'existence. Le
résultat vraiment inattendu auquel l'ont amené de très
nombreuses mensurations, c'est que les dimensions transversales d'une glotte qui respire représentent, en moyenne,
plus de deux fois et demie les dimensions correspondantes
de la glotte cadavérique.

Le larynx n'est donc pas un simple conduit passivement

[1] *On the position of the vocal cords in quiet respiration in man
and on the reflex-tonus of their abductor-muscles.* — Proceedings
of the Royal Society, vol. 48, p. 403-433, 12 juin 1890.

ouvert au courant d'air que le poumon aspire. Il a besoin de maintenir activement l'écartement de sa portion glottique par un effort musculaire ininterrompu. Mais cet effort est suspendu durant les phases d'activité vocale : à ce moment, les muscles de l'organe associent leurs contractions dans une direction tout opposée : au lieu de maintenir les cordes éloignées de la ligne médiane pour ouvrir à l'air un large passage, ils se réunissent à présent pour les rapprocher et pour les tendre.

Ces deux effets alternatifs et opposés justifient la subdivision qu'on est convenu d'établir entre les deux fonctions du larynx, suivant qu'il s'accommode à la phonation ou se prête à l'acte respiratoire. Or, en pathologie, chacune de ces deux attributions peut être isolément compromise. Il en résulte deux grands groupes de symptômes qui résument, à eux seuls, à peu près toute la pathologie laryngée : symptômes respiratoires et symptômes vocaux. Ce sont uniquement ces derniers que nous avons convenu d'analyser dans cette étude.

II

ÉTAT DE LA GLOTTE DANS LA PHONATION

La pathogénie des troubles vocaux a été singulièrement éclaircie par les travaux de physiologie pure parus depuis quelques années sur le mécanisme de la voix. Les recherches de laryngoscopie normale poursuivies par Krishaber, Schnitzler et beaucoup d'autres après eux, les expériences de Martel, de Hooper, la monographie solide et brillante de Lermoyez, les procédés d'analyse subtile appliqués par Jelenffy à l'étude isolée de chaque muscle laryngé, permettent désormais de se faire une idée très nette, et probablement définitive, sur le plus grand nombre des points qui

touchent au mode de production de la voix humaine. C'est
le premier pas pour en apprécier sainement les altérations,
déduire, comme on devrait toujours le faire, la physiologie
pathologique d'une physiologie normale bien établie, apporter enfin un commencement d'ordre dans le chaos des
enrouements et des aphonies.

Origine des vibrations vocales. — On ne discute plus
guère aujourd'hui sur le point de départ absolu du son
laryngé : tout le monde, ou à peu près, s'entend pour admettre que ce sont les bords de la glotte elle-même qui
entrent en vibration, à la façon des cordes sonores, et non
pas la colonne aérienne comprimée à travers l'orifice. La
vieille théorie qui comparait la glotte à l'embouchure d'une
flûte est de plus en plus abandonnée : au lieu de voir en
elle un orifice rigide réglant, par ses changements de forme,
les vibrations de l'air qui le traverse, on la regarde maintenant comme une anche membraneuse, modifiant ses vibrations propres par des changements de tension.

Au moment où le larynx s'accommode pour la phonation,
il s'y produit un double mouvement : les cordes vocales se
rapprochent et, en même temps, elles se tendent. C'est la
participation relative de ces deux mouvements aux modifications de hauteur du son, qui divise encore les physiologistes. Sans accorder à l'occlusion de l'orifice le rôle
exclusif que lui attribuaient les anciens auteurs, il semble
difficile de ne pas en tenir compte, et, bien que les varia-
tions de forme et d'étendue de l'ouverture glottique paraissent sans influence sur la hauteur même du son, il est
incontestable que la production de la voix est inséparable
d'un certain degré de rapprochement des cordes. Les faits
pathologiques montrent journellement que le défaut complet d'adduction entraîne une aphonie totale. On ne saurait
toutefois assez insister sur ce fait que, dans l'adaptation
vocale du larynx, c'est la tension active des cordes qui re-

présente l'élément capital : leur rapprochement n'est qu'une
condition secondaire. Encore ce resserrement de l'espace
glottique n'agit-il pas sur la tonalité elle-même ; il ne joue
qu'un rôle indirect, très clairement dégagé par MM. Gouguenheim et Lermoyez[1] : il accommode la pression pulmonaire au degré de tension de la corde. Plus la corde est
tendue, plus elle a de peine à vibrer : voilà pourquoi, à
chaque degré de tension, correspond un degré croissant
d'occlusion glottique, qui s'oppose à l'issue de l'air, augmente, selon le besoin, la pression gazeuse dans le porte-
vent et proportionne automatiquement la somme de l'effort
à celle de la résistance.

Mode de fonctionnement de l'orifice glottique. — Le
rapprochement qu'il est convenu d'établir entre l'orifice de
la glotte et l'anche d'un instrument à vent est plus satisfai-
sant, sans doute, que la comparaison surannée qu'on en
faisait naguère avec l'ouverture rigide d'un tuyau *à bouche*.
Il permet de substituer, aux chocs oscillatoires dus à l'é-
coulement intermittent de l'air, les vibrations propres des
bords même de l'orifice, comme cause immédiate du phénomène sonore. Mais combien l'analogie est encore imparfaite, et comme cette *anche laryngée* est une anche particulière ! Parmi les instruments familiers auxquels on s'obstine à comparer la glotte, en est-il un qui soit capable de
moduler les sons en relâchant ou en tendant plus ou moins
les éléments de son anche elle-même ? Dans le hautbois,
par exemple, ou dans la clarinette, la hauteur des sons ne
dépend pas de l'embouchure, mais des modifications du
tuyau sonore : c'est en bouchant ou en débouchant les trous
pratiqués dans la paroi de ce tuyau, que l'on peut obtenir
tantôt le son fondamental qui correspond au tuyau total,
tantôt les sons plus élevés répondant à des fractions variables de sa longueur. Dans l'instrument laryngé, au contraire,

---

[1] *Physiologie de la voix et du chant*, p. 45, note 1.

c'est l'embouchure elle-même, c'est la glotte seule qui règle la tonalité : en produisant un son, elle lui donne d'emblée la hauteur qu'il doit avoir; le tube pharyngo-buccal n'y ajoutera que les harmoniques d'où lui viendra son timbre, ou le modifiera de diverses manières pour en faire la parole articulée; mais il ne peut changer l'élévation du son primitif, qui dépend exclusivement de la rapidité des vibrations glottiques auxquelles il doit son origine. Ce qui fait du larynx un instrument musical unique et parfait, c'est qu'étant, si l'on veut, un instrument à anche, il possède une anche automatiquement modifiable, une anche qui s'adapte, par une sorte d'accommodation spontanée, aux exigences variées de l'échelle diatonique. C'est par là, d'ailleurs, c'est par cette faculté d'adaptation commune à tous nos appareils organiques, que ces instruments physiologiques diffèrent des instruments physiques auxquels il est d'usage de les comparer, dans le but louable de les faire mieux comprendre. Et c'est par là que pèchent tous les rapprochements de ce genre. C'est ainsi que l'anche laryngienne, cette embouchure qui se met d'elle-même au diapason, échappe aussi complètement à toutes les comparaisons instrumentales que l'appareil cristallinien, cet objectif toujours au point, qui augmente spontanément ses courbures à mesure que l'objet regardé se rapproche.

Le seul genre d'instrument où la tonalité dépende uniquement des modifications de l'orifice vibrant, comprend la catégorie de ceux qu'on a groupés sous le nom d'instruments à embouchure de cor. Aussi, le rapprochement qu'on en a fait (Gavarret) avec l'appareil laryngé, est-il, *a priori*, celui qui paraît le plus légitime. Encore cette assimilation a-t-elle un défaut : l'anche membraneuse que l'on compare ici à la fente glottique n'appartient pas à l'instrument lui-même, mais à l'exécutant : elle est formée par les lèvres du musicien, rapprochées et vibrantes, qui créent le son et le

modulent : le cor lui-même ne joue pas d'autre rôle que
celui de tuyau de renforcement, en même temps qu'il sup-
perpose au son primitif buccal les harmoniques qui lui
donnent son timbre. Il suit de là qu'en comparant le larynx
à un cor de chasse, on n'établit pas autre chose qu'un
rapprochement entre deux régions anatomiques, entre la
glotte et la fente buccale : ce sont, dans les deux cas, des
lèvres membraneuses plus ou moins rapprochées et plus ou
moins tendues, qui engendrent les sons et en modulent la
hauteur. D'ailleurs, cette adaptation phonique de l'orifice
buccal ne s'observe pas seulement dans le jeu du cor : elle
se réalise aussi dans l'action de siffler. Cette *glotte labiale*,
ainsi que l'appelait Dodart, est comme une seconde embouchure placée à la limite extrême du conduit aérien ; elle
n'est, au fond, qu'une image grossière de la glotte vraie.

Si l'on ne tient compte que de son élément moteur, qui
est un courant aérien, comme dans tous les instruments à
vent, si l'on ne considère que la façon dont il produit une
note isolée, il est certain qu'on peut voir dans le larynx un
simple instrument à anche membraneuse. Mais, dès qu'on
songe à la faculté qu'il possède de se tendre ou de se dé-
tendre, pour adapter son orifice à la production successive
de notes différentes, on revient malgré soi à l'idée de l'instrument à corde, qui module, lui aussi, et modifie les sons
en variant les conditions physiques qui règlent la rapidité
des vibrations des cordes. Mais, là encore, l'analogie n'est
qu'incomplète :

Dans tous ces instruments, le changement de hauteur
s'obtient non pas en variant la tension des cordes, mais
en modifiant la longueur de leur partie active. Sans doute,
le chanteur, en tendant les cordes de son larynx, arrive au
même résultat que le violoniste en raccourcissant, par la
pression des doigts, celles de son instrument. Mais, pour
agir sur le produit, qui est la hauteur du son, chacun des

deux s'adresse à un facteur différent, parmi les quatre facteurs connus dont dépend la tonalité du son rendu par une corde. Il n'existe qu'un instrument dans lequel la hauteur des sons se modifie par le même procédé que dans l'appareil laryngien, et ce n'est pas un instrument de musique : c'est un instrument d'expérimentation, le *sonomètre*, une caisse de résonnance sur laquelle sont tendues des cordes métalliques, dont on gradue la tension en y suspendant des poids variés ; c'est précisément l'appareil dont on se sert, dans les laboratoires de physique, pour vérifier expérimentalement la loi des tensions.

Les cordes de la glotte se distinguent encore de celles de nos instruments par l'origine pneumatique de leurs vibrations. Dans tous les instruments à cordes, les vibrations sont provoquées par le choc ou le frottement d'un corps solide, l'archet du violon, le marteau du piano ou le doigt du harpiste ; et je ne sais qu'un seul exemple de cordes instrumentales mises en vibration par l'air : celui du poétique instrument qu'on nomme harpe éolienne.

Chacune des comparaisons que nous venons de discuter étant imparfaite par quelque côté, on a dit que toutes étaient mauvaises, que le larynx ne ressemblait à aucun des instruments auxquels on a voulu l'assimiler. Sans doute, il ne ressemble à aucun d'eux d'une façon exacte et complète, mais il serait peut-être plus juste de dire qu'il leur ressemble un peu à tous, comme un appareil automatique et irréprochable, qui paraît emprunter à chacun d'eux ce qu'il a de plus parfait, pour en faire un tout idéal : aux instruments à anche, il prend la forme de leur embouchure et leur mode de vibration ; aux instruments à cordes, leur mécanisme accommodateur ; aux instruments à vent, leur mise en action pneumatique ; à tous, les différents moyens de perfectionner et d'amplifier les sons par l'adjonction de tuyaux de renforcement et de boîtes de résonnance.

III

TENSION DES CORDES VOCALES

Deux éléments très différents concourent à tendre les cordes vocales : outre la contraction musculaire, qui en est incontestablement le facteur le plus énergique, cette tension se trouve accrue par la pression ascendante de la colonne d'air sous-glottique, que les puissances expiratrices poussent avec une force variable du côté du larynx. On a coutume de distinguer ces deux modalités de la tension glottique par les désignations de *tension active* et de *tension passive*. Mais l'opposition qu'expriment ces deux termes me parait peu justifiée. Les cordes vocales proprement dites étant des bandes élastiques incapables d'activité propre, toutes les modifications de longueur et de tension qu'elles subissent ne peuvent pas être autre chose que des modifications passives, aussi bien celles que leur impriment les contractions musculaires que celles qui ont pour cause le choc de l'air expiré. Que si l'on entend par tension active celle-là seulement qui est due à l'activité des muscles, le second mode appartient à cette forme aussi justement que le premier, puisqu'il a pour cause essentielle la contraction des muscles expirateurs, source de la tension gazeuse à l'intérieur de l'appareil broncho-pulmonaire.

Si l'on veut désigner par des termes conformes à leur nature et à leur origine les deux espèces de forces qui tendent les cordes vocales, il me parait plus naturel de donner à l'une le nom de *tension pneumatique*, à l'autre celui de *tension musculaire*.

1° TENSION PNEUMATIQUE. — L'air, poussé par le porte-vent pulmonaire à travers les lèvres resserrées de la glotte, emploie une partie de sa force à faire vibrer les bords de

2

l'orifice ; une autre partie vient se perdre sur la face inférieure des ligaments vocaux et tend à soulever le larynx en
masse. Mais le cartilage thyroïde, retenu par ses attaches
musculaires, représente une partie fixe sur laquelle le cricoïde, mobile et dépourvu de muscles extrinsèques, est suspendu comme une balançoire (Moura) par l'articulation
crico-thyroïdienne. C'est donc le cricoïde seul qui bascule
sous l'action de la poussée gazeuse et rapproche, en avant,
son bord supérieur vers le bord inférieur du thyroïde. Le
mouvement est identique à celui que nous verrons bientôt
produit par le crico-thyroïdien : le muscle et la tension gazeuse agissent donc synergiquement et concourent au but
commun par un mécanisme analogue.

Ce mouvement du cricoïde, en même temps qu'il l'approche du thyroïde en avant, l'en écarte au contraire en
arrière : il abaisse le chaton cricoïdien et simultanément les
aryténoïdes, solidement fixés sur son bord supérieur par la
contraction du crico-aryténoïdien postérieur. Il en résulte
un déplacement de l'extrémité postérieure des cordes, qui
s'incline en arrière et s'éloigne conséquemment de l'attache
thyroïdienne : or cette dernière étant, comme nous l'avons
vu, sensiblement immobile et fixe, le résultat définitif ne
peut être autre chose qu'un allongement, par suite une
tension des cordes. Hooper, de Boston[1], a beaucoup insisté
sur ce mécanisme, auquel il accorde une part peut-être exa-
gérée dans la tension des cordes vocales. Ce mode de tension, très discuté par Kiesselbach[2], mérite pourtant d'être
accepté dans une certaine mesure. Tous les expérimentateurs ont constaté, soit sur le larynx artificiel, soit sur le

---

[1] Transactions of the American Laryngological Association.
— New-York, 1883, p. 118 et suiv.
  Experimental researches on the tension of the vocal bands.
— Boston, Harvard med. School, 1883.
  [2] Der Musculus crico-thyroïdeus. Monatschrift für Ohrenheil-
kunde, mars 1889. N° 3, p. 58-61.

larynx du cadavre, qu'à égalité de tension, le son s'élève à mesure qu'augmente l'énergie de la soufflerie. Quant à l'étendue des modifications de hauteur que peut faire subir à un son donné, toutes choses égales d'ailleurs, la simple augmentation de la force du courant moteur, elle est appréciée de façons un peu différentes, suivant les auteurs ; mais tous ont reconnu qu'elle est considérable : Liscovius, Müller, l'évaluaient à une quinte ; Ferrein n'admettait pas qu'elle pût dépasser un ton ; Lermoyez, dans ses expériences, l'a trouvée d'une quarte environ. Ce dernier estime, d'autre part, que la pression du courant gazeux n'agit pas seulement en soulevant le cricoïde, suivant le mode indiqué par Hooper : il a vérifié, de plus, que cette pression ascendante élargit l'ouverture glottique et fait bomber les cordes par en haut, sans déplacer leurs points d'attache, les allonge par conséquent et les tend, en définitive, en exagérant leur courbure.

2° TENSION MUSCULAIRE. — Deux mouvements concourent à l'allongement des ligaments vocaux qui produit leur tension phonatoire :

L'un, bien décrit, connu de tout le monde, se passe dans l'articulation crico-thyroïdienne : c'est un déplacement angulaire qui rapproche en avant les deux cartilages, les écarte en arrière, et dont l'agent indiscuté est le crico-thyroïdien.

Le second mouvement est à peine indiqué dans les traités de physiologie classique. Il se passe, en arrière, dans l'articulation crico-aryténoïdienne, et produit le redressement antéro-postérieur du cartilage aryténoïde sur le chaton cricoïdien ; il porte en arrière et en haut l'apophyse vocale et résulte de la contraction du crico-aryténoïdien postérieur.

Tels sont les mouvements apparents dont les effets s'ajoutent l'un à l'autre pour éloigner les deux attaches, antérieure et postérieure, de chacun des rubans vocaux. Mais à quels déplacements absolus correspondent ces

mouvements relatifs ? En d'autres termes, dans les articulations crico-thyroïdienne et ary-cricoïdienne, chacune
des deux pièces cartilagineuses est-elle également mobile :
ou bien l'une des deux est-elle fixe, et quelle est, en ce
cas, celle qui se déplace ?

Pour l'articulation postérieure, il n'y a pas matière à
discussion et personne ne songera à faire mouvoir le cricoïde sur les aryténoïdes, qui sont les cartilages les moins
fixes du corps humain.

Toutes les opinions peuvent, au contraire, être défendues
au sujet du mouvement vrai de l'articulation crico-thyroïdienne : aussi n'en est-il aucune qui n'ait trouvé ses partisans. La plupart des traités classiques admettent que le
cricoïde représente la partie fixe sur laquelle le thyroïde
s'incline en avant, de la même façon que l'aryténoïde se
renverse sur lui en arrière. Le cricoïde est ainsi le support sur lequel s'exécuteraient deux mouvements distincts,
très faciles à concevoir, et concourant tous deux à allonger
les cordes vocales, en éloignant l'une de l'autre chacune de
leurs extrémités : le premier attire en avant leur attache
thyroïdienne : c'est le renversement antérieur du thyroïde :
le second attire en arrière les insertions aryténoïdiennes :
c'est le redressement de l'aryténoïde sur le cricoïde immobilisé. Saisies, pour ainsi dire, entre ces deux leviers, dont
chacun tend à s'éloigner de l'autre, les cordes vocales, qui
s'y trouvent fixées, sont donc contraintes, pour les suivre,
de s'allonger et de se tendre.

Mais on semble actuellement s'éloigner de cette opinion
classique, pour revenir à l'ancienne doctrine de Cowper
(1724) et de Magendie (1817). Ce n'est plus le cricoïde,
c'est le thyroïde qui devient, dans cette théorie, la partie
fixe du système. Sous le thyroïde, immobilisé par ses attaches musculaires (thyro-hyoïdien, sterno-thyroïdien, constricteur moyen du pharynx), le cricoïde se balancerait.

suspendu par l'articulation crico-thyroïdienne, en entraî-
nant dans ses oscillations l'aryténoïde, qu'il supporte en
arrière, et conséquemment les attaches postérieures des
cordes. Dans ces conditions nouvelles, l'extrémité antérieure des cordes vocales serait fixe, comme l'angle thyroïdien, qui lui donne insertion ; l'extrémité postérieure, au
contraire, s'attacherait à une sorte de levier brisé formé
par la réunion des deux cartilages mobiles, le cricoïde et
l'aryténoïde. Le déplacement en arrière de l'extrémité postérieure des cordes devient donc, dans cette théorie, le seul
moyen de leur allongement, puisque leur attache antérieure
est immobilisée ; mais ce déplacement postérieur reconnaît
alors une double origine : 1° l'inclinaison en masse, sur le
thyroïde, du levier crico-aryténoïdien (action du crico-thyroïdien) ; 2° le redressement de l'angle à sinus antérieur
formé par les deux segments de ce levier, au niveau de
leur articulation ary-cricoïdienne (action du crico-aryténoïdien postérieur). Cette dernière composante de la tension
postérieure des cordes représente l'action vocale du crico-
aryténoïdien postérieur. Cette partie de l'action de ce
muscle avait été totalement oubliée par les anciens physiologistes. On ne se préoccupait en aucune manière des
moyens qui retiennent, durant l'effort vocal, l'aryténoïde
debout sur le chaton cricoïdien. On ne s'était même pas
demandé comment cet aryténoïde, attiré en avant par le
ruban vocal, ne laissait pas, sans pouvoir le suivre, le cricoïde fuir en arrière, au-dessous de lui, au moment de l'action du crico-thyroïdien. Or, cette inflexion en avant du
levier ary-cricoïdien, qui rendrait inefficace tout effort de
tension vocale, c'est le crico-aryténoïdien postérieur qui
l'empêche de se produire ; c'est lui qui fait, des deux branches de ce levier, un ensemble rigide en forme d'angle
droit à sinus antéro-supérieur, que le crico-thyroïdien fait
basculer d'une seule pièce au-dessous du thyroïde : l'ascen-

sion de l'anneau cricoïdien vers le bord inférieur du thyroïde
se traduit donc intégralement par le renversement en arrière
des apophyses vocales, étant donnée la forme angulaire du
levier, dont le point fixe est à l'articulation crico-thyroïdienne. C'est à Jelenffy [1] que revient le mérite d'avoir
insisté sur cette action phonatrice du crico-aryténoïdien
postérieur, dans lequel, avant lui, on persistait à voir un
muscle exclusivement respirateur. Le rôle de ce muscle
dans la rétro-fixation des aryténoïdes et dans la contre-
extension des cordes est, à n'en pas douter, le point capital
et délicat de la mécanique musculaire du larynx.

Quant à décider quel est le mouvement vrai qui se produit dans l'articulation crico-thyroïdienne, c'est là une
question que je crois beaucoup plus accessoire. Est-ce le
thyroïde qui s'incline sur le cricoïde fixé par la trachée
(opinion classique)? Est-ce, au contraire, le cricoïde qui
se balance au-dessous du thyroïde immobilisé (rajeunisse-
ment de l'idée de Magendie)? Sont-ce même les deux
cartilages qui éprouvent, chacun de son côté, un déplacement réel (Vésale, Merkel, Theile, Harwison), ou bien
chacun des deux devient-il mobile à son tour, suivant que
l'autre se trouve ou non fixé (Budge, Riegel, Mandl)? Je
me borne à ces hypothèses, les principales qu'on ait proposées; mais Hooper n'a pas rassemblé moins de soixante
opinions différentes sur le mode d'action du crico-thyroïdien. En réalité, cette question des mouvements réels n'a
pas, je le répète, l'importance que l'on pourrait croire, et
il est très possible d'établir, sans la résoudre, le mécanisme
de la tension des cordes, à condition de bien s'entendre sur
la forme et sur l'étendue des mouvements apparents : ce
qui produit, en effet, la tension des cordes vocales, c'est le
déplacement relatif de leurs extrémités; mais, que ce soit

[1] *Zur Anatomie, Physiologie und Pathologie der Larynxmus-
keln.* — Berliner klinische Wochenschrift, 1888, n°s 34, 35 et 36.

l'attache antérieure qui s'incline en avant avec le thyroïde, ou l'attache postérieure qui se renverse en arrière avec le levier ary-cricoïdien, le résultat mécanique est le même : c'est l'allongement dans les deux cas, c'est la tension de la bande vocale, proportionnelle au changement de rapport de ses deux extrémités.

Ces réserves faites, et comme il faut, après tout, avoir une opinion sur cette question, importante à d'autres égards, on ne saurait se dissimuler que l'immobilisation du thyroïde représente l'idée la plus probable. Surmontant en haut la trachée, dont il partage la mobilité, et dépourvu d'attaches musculaires extrinsèques, le cricoïde doit céder plus facilement aux sollicitations du crico-thyroïdien que ne le fait le thyroïde, solidement fixé entre les tractions antagonistes des muscles cervicaux qui s'y attachent. Activement uni à l'os hyoïde par le thyro-hyoïdien, le thyroïde fait, pour ainsi dire, corps avec cet os, maintenu lui-même énergiquement en place, au moment des efforts phonateurs, par les muscles sus et sous-hyoïdiens. En même temps, le sterno-thyroïdien retient le cartilage par en bas, tandis que la longue insertion qu'il fournit au constricteur inférieur du pharynx l'empêche de basculer en avant.

Une observation, facile à répéter sur soi-même ou sur autrui, confirme d'ailleurs ces probabilités anatomiques. Elle consiste à explorer, à travers les parties molles du cou, les mouvements des pièces cartilagineuses du larynx, au moment de l'émission des sons. Si l'on expérimente sur soi-même, la position la plus commode consiste à placer le pouce sur une des lames du thyroïde, pendant que le médius s'applique, un peu plus bas, sur la face opposée du cricoïde, ou mieux dans la rainure inter-crico-thyroïdienne. Si l'on émet alors une série de notes de plus en plus élevées, on constate très nettement que le thyroïde reste

sensiblement immobile au-dessous du doigt qui l'explore,
tandis que le cricoïde se rapproche de lui, par saccades, et
s'élève à mesure que le son monte. Si, partant au contraire
d'une note un peu haute, on redescend lentement une
gamme, la marche descendante du cartilage est encore plus
évidente que tout à l'heure son ascension : on sent alors
l'anneau cricoïdien glisser de haut en bas par ressauts suc-
cessifs, jusqu'à la position inférieure qu'il atteint quand le
muscle crico-thyroïdien est entièrement relâché.

Hooper et Martel ont rendu les faits qui précèdent absolument incontestables, en appliquant la méthode graphique
à leur démonstration. Le procédé consiste à adapter à
chacun des deux cartilages une tige qui inscrit leurs mouvements sur un cylindre enregistreur. Or, l'émission des
sons aigus ne détruit nullement l'horizontalité de la ligne
écrite par le stylet thyroïdien, tandis que le tracé correspondant au cricoïde s'élève lorsque le son monte et redescend quand il s'abaisse, par une série d'oscillations exactement correspondantes à la hauteur de la note émise.

Action complexe du crico-thyroïdien. — Les mouvements que nous venons de décrire sont tous des mouvements angulaires, inclinant les uns sur les autres les leviers
cartilagineux. Bien que ces déplacements soient, sans hési-
tation, l'élément le plus important de la tension des cordes
vocales, les muscles du larynx, et en particulier le crico-
thyroïdien, exercent encore un certain nombre d'effets accessoires destinés à faire cette tension plus complète.

C'est ainsi que l'on prête au crico-thyroïdien le pouvoir
d'infléchir l'une sur l'autre les deux moitiés latérales du
thyroïde et d'augmenter la tension des cordes, par une
véritable déformation transversale du cartilage. Le sens de
cette déformation est d'ailleurs fixé d'une façon directement
opposée par les deux principaux partisans de cette opinion.

Riegel [1] admet que le crico-thyroïdien écarte les deux lames du cartilage et réalise ainsi une véritable distension transversale des cordes. Jelenffy [2] soutient, au contraire, que le muscle rapproche les deux moitiés du thyroïde, projette en avant son angle antérieur, et contribue par là à allonger les cordes vocales.

Cette action si particulière d'écrasement transversal du thyroïde surprend un peu de prime abord. Mais on cesse de la croire impossible quand on considère avec soin la direction et l'effet probable de la portion du crico-thyroïdien qui s'insère à la face interne des lames du thyroïde : l'obliquité en haut et en dehors, que présentent ces fibres musculaires, permet de comprendre comment, tout en prenant leur point fixe sur le thyroïde, elles peuvent, en se contractant, déplacer légèrement ce point fixe et le rapprocher de la ligne médiane. Les fibres du crico-thyroïdien présentent encore une obliquité en bas et en avant, qui a permis à Jelenffy d'introduire, dans l'action de ce muscle, une troisième composante, à direction antéro-postérieure : c'est grâce à cette composante que le muscle, prenant pour point fixe son attache thyroïdienne, pourrait attirer le cricoïde en arrière, contribuant ainsi à l'allongement des cordes par une translation horizontale de leur extrémité postérieure. Quoique ce déplacement antéro-postérieur du cricoïde ne puisse être que fort limité, ainsi que l'objecte Michael [3], il n'est pourtant pas absolument négligeable et la disposition anatomique du muscle oblige, en quelque sorte, à l'accepter. Déjà Luschka avait eu une idée analogue, en distinguant deux portions dans le crico-thyroïdien, l'une

[1] D. Arch. f. klin. Med., VII, 1870, p. 204.
[2] *Der musculus crico-thyroïdeus.* Pflüger's Archiv f. die gesammte Physiologie des Menschen und der Thiere, t. VII, fasc. 2, p. 77.
[3] *Zur Physiologie und Pathologie des Gesanges.* Berl. klin. Woch., 1876, nos 36 et 37.

verticale, l'autre oblique, cette dernière ayant pour effet d'attirer le cricoïde en arrière.

Si l'on veut résumer l'action du crico-thyroïdien, d'après l'étude extrêmement complète qu'en a faite Jelenffy, on doit y distinguer les effets de trois composantes : deux d'entre elles agissent sur le cricoïde : la première, verticale, est celle qui le fait basculer dans l'articulation crico-thyroïdienne ; la seconde l'attire, comme nous avons vu, horizontalement en arrière : la troisième composante agit sur le thyroïde, mais ce n'est pas pour le déplacer en totalité, c'est pour l'aplatir transversalement, en rapprochant l'une de l'autre les deux lames du cartilage.

Action du thyro-aryténoïdien. — Les changements de tension, dont nous nous sommes exclusivement occupés jusqu'ici, ne sont pas le seul élément qui règle les vibrations d'une corde. On connaît les trois autres facteurs, longueur, diamètre, densité, d'où dépend cette résultante. Mais, en imitant sur le cadavre les conditions de fonctionnement du larynx vivant, les physiologistes ne peuvent guère reproduire et faire varier qu'un seul de ces éléments, la tension. Si les trois autres agissent, pendant la vie, sur le mode des vibrations vocales, ils interviennent dans des conditions trop délicates, trop essentiellement vitales, pour qu'on puisse reproduire leur action dans des expériences de laboratoire. Pourtant, certains physiologistes se sont trouvés conduits, par une sorte de nécessité théorique, à juger leur intervention indispensable chez le vivant. Voici de quelle manière :

Même en exagérant, jusqu'à des limites extrêmes, la tension des cordes vocales, qu'ils simulaient, sur le larynx du cadavre, par des poids suspendus au bord supérieur du thyroïde, quelques expérimentateurs, parmi lesquels Fournié, ne pouvaient obtenir une série de sons à beaucoup près aussi étendue que l'échelle diatonique du larynx vivant. On avait beau distendre les cordes par des poids de plusieurs kilos, on restait loin des deux octaves auxquelles a droit le larynx le plus modeste. Il fallait donc forcément supposer que la voix du vivant devait son surplus d'étendue à des changements physiques autres que ceux de la tension des cordes. C'est alors qu'on imagina des modifications de longueur se produisant dans les portions vibrantes, des subdivisions de la corde totale en parties plus courtes donnant des sons plus élevés. Aux muscles tenseurs insuffisants, on adjoignit un muscle compresseur, capable de raccourcir les parties vibrantes, à la façon des doigts du violoniste appuyés sur les cordes de son instrument. Mais il fallait trouver un muscle en état de remplir cette mission délicate. Le thyro-aryténoïdien parut assez bien s'y prêter. Pour qu'il s'y prêtât tout à fait, on substitua à sa disposition réelle une description parfaitement imaginaire, qui se retrouve encore dans la plupart des anatomies classiques. On le dota de faisceaux transversaux échelonnant d'avant en arrière, sur toute la longueur de la corde vocale, leurs insertions directement fixées sur le tissu fibreux de la corde elle-même. Chacun de ces faisceaux pouvait, par conséquent, raccourcir la corde vocale d'une quantité variable, suivant le point où il venait s'insérer sur elle, et n'en laisser vibrer que la longueur correspondant à la note dont il était chargé. Les tenseurs des cordes vocales n'avaient plus, dans cette théorie, que le rôle effacé des clefs du violon (Martel), tandis que le thyro-aryténoïdien prenait la part intelligente de la main de l'instrumentiste. L'influence de ce nouveau facteur, changement de la longueur des cordes, n'était pas seulement de nature plus délicate, plus précise; elle l'emportait encore en énergie, puisque le nombre des vibrations varie comme les longueurs des cordes et seulement comme la racine carrée de leur tension.

Cette idée du raccourcissement automatique des cordes vocales, une des plus ingénieusement subtiles qu'ait conçues l'imagination des physiologistes pour subvenir à un besoin théorique et combler une lacune expérimentale, ne résiste malheureusement pas à l'examen anatomique. Les digitations musculaires successivement détachées de la face interne du thyro-aryténoïdien, et fixées à la partie profonde de la corde ligamenteuse, sont absolument dépourvues d'existence réelle. Le thyro-aryténoïdien (je ne parle que de l'interne, le seul en cause dans cette discussion) est un prisme de fibres parallèles et antéro-postérieures, allant directement de l'angle thyroïdien à l'aryténoïde, sans laisser, en chemin, aucun de ses faisceaux prendre insertion sur les parties molles. Sappey appuie sur ce détail, qu'il résout de la façon la plus formellement négative : « En dedans, ce faisceau répond au ligament thyro-aryténoïdien inférieur. Aucune des fibres qui le composent ne s'y insère, en sorte qu'on l'en détache toujours facilement. » Il a même, chez un sujet dont tous les muscles du larynx présentaient un développement considérable, trouvé une bourse séreuse, à la place du tissu cellulaire qui sépare, normalement, le muscle du ruban fibreux.

Si l'on tient compte de sa disposition réelle, de la situation de ses deux attaches et de la direction de ses fibres, on est forcé de voir, dans le thyro-aryténoïdien, non plus le muscle tenseur que la tradition s'obstine à faire de lui, mais exactement le contraire, un *relâcheur* des cordes.

Müller fut le premier à lui reconnaître cette action, que Martel, en **1885**, démontra expérimentalement. Dans leurs expériences sur des larynx de cholériques, MM. Jeanselme et Lermoyez [1] ont fait voir, à leur tour, que l'électrisation

---

[1] *Étude sur la contractilité* post mortem *et sur l'action de certains muscles, d'après des expériences faites sur des cadavres de cholériques.* Arch. de Physiol. norm. et path., 15 août 1885, n° 6.

directe des cordes vocales inférieures entraînait fortement les aryténoïdes en avant, vers le thyroïde immobile, et diminuait d'une façon très appréciable le diamètre antéro-postérieur de la glotte. Sous l'influence du raccourcissement musculaire obtenu dans cette expérience, ce sont, en effet, les aryténoïdes seuls qui se déplacent, et non le thyroïde, maintenu, ainsi que nous l'avons vu à propos de l'action du crico-thyroïdien, par les muscles puissants insérés à sa surface extérieure. Or, comme les aryténoïdes, solidement fixés sur le cricoïde par leurs attaches musculaires (crico-aryténoïdiens latéraux et postérieurs), forment avec ce cartilage un tout indissoluble et solidaire, l'attraction postéro-antérieure, exercée sur les aryténoïdes par le thyro-aryténoïdien, imprime à tout le système cartilagineux ary-cricoïdien un mouvement de bascule en avant, qui se passe dans l'articulation crico-thyroïdienne, et qui est exactement l'opposé du mouvement produit par le crico-thyroïdien. A cet antagonisme d'action mécanique répond naturellement l'antagonisme vocal de ces deux muscles si long-temps regardés comme alliés. Tandis que le crico-thyroïdien reste le muscle des notes élevées, le muscle des ténors, le thyro-aryténoïdien doit être exclusivement préposé aux tonalités inférieures : c'est le muscle des basses.

Entre ces deux actions contraires, le levier ary-cricoïdien se maintient comme suspendu dans l'état d'équilibre exact qui règle la tension des cordes et conséquemment la justesse du son. Suivant que la note voulue doit être ou plus haute ou plus basse, chacun des muscles cède ou prend d'une quantité mathématiquement réglée, et l'éducation nous enseigne à graduer comme il le faut la part exacte de chacun d'eux. Cette harmonie merveilleusement établie, par un larynx qui chante, entre deux actions opposées, dont il prévoit et réalise inconsciemment la résultante, n'est pas plus étonnante, en somme, que la plupart des associations mus-

culaires si diversement et si exactement combinées dans le
moindre de nos mouvements volontaires. Toutefois, pour
le larynx, le problème se complique d'une difficulté de plus.
Il y a, dans le degré de tension des cordes, une véritable
correction à faire, suivant l'intensité de l'émission vocale.
Le son montant, nous l'avons vu, quand l'énergie expiratoire augmente (tension pneumatique), une note doit s'élever, à tension musculaire égale, ou s'abaisser suivant
qu'elle est chantée forte ou faible : c'est aux muscles de
tenir compte de cette circonstance accessoire, pour établir
d'avance la compensation nécessitée par la force de l'émission vocale et ramener l'intonation au point voulu, en dépas-
sant un peu ou en n'atteignant pas le degré de tension correspondant à un effort d'expiration moyen. C'est cette
faculté d'accommodation qui permet au chanteur d'enfler ses
notes ou de les adoucir, de commencer *piano* pour arriver
jusqu'au *forte,* puis d'affaiblir ensuite par des gradations
insensibles, sans rien changer à la hauteur, en un mot de
filer les sons. Nous ne pouvons insister davantage sur cette
question si intéressante et si discutée ; elle nous entraînerait
au milieu d'un problème beaucoup trop vaste pour trouver
place ici : celui de la *compensation vocale.*

Le thyro-aryténoïdien n'agit pas seulement sur la tension
des cordes vocales ; il modifie de plus, lorsqu'il se contracte, leur forme et leur consistance. Par là, peut-être, il
fait intervenir les deux derniers facteurs en cause dans la
formule de vibration des cordes, le diamètre et la densité.
Et, comme le raccourcissement du crico-thyroïdien rend la
corde à la fois plus épaisse et plus dense, ces deux facteurs
nouveaux agiraient dans le même sens que le relâchement
même du ruban fibreux, qui représente l'action principale
du muscle : c'est-à-dire qu'ils contribueraient à abaisser la
tonalité, proportionnellement, comme on sait, à l'augmentation de diamètre et à la racine carrée de l'augmentation

de densité. Je ne me dissimule pas, toutefois, que l'action de
ces deux éléments représente un fait théorique, plutôt
qu'une vérité expérimentalement acquise. Les changements
de volume et de consistance ne portent d'ailleurs, il faut
le reconnaître, que sur la portion musculaire de la corde ;
et leur influence sur le mode des vibrations ne peut être
que très indirecte, si l'on admet, comme on tend à le faire,
que les vibrations phonatoires ne dépassent pas le tissu
fibro-muqueux.

IV

OCCLUSION DE LA GLOTTE

Quoiqu'on l'ait dépossédé dès longtemps du rôle direct
et presque exclusif que les anciens lui accordaient comme
élément de tonalité, le rapprochement des lèvres glottiques
est pourtant une condition nécessaire à la production de la
voix.

Tous les expérimentateurs ont remarqué qu'à défaut de
ce rapprochement, on n'obtenait qu'un souffle rauque,
quelle que fût l'intensité du courant aérien mis en jeu. Ils
n'arrivaient à *faire parler* leurs larynx, qu'en employant
certains dispositifs expérimentaux, pour maintenir rapprochés les aryténoïdes. C'était alors seulement que la colonne
gazeuse sous-glottique acquérait la pression nécessaire pour
mettre les cordes en mouvement.

Nous pourrons être brefs sur le mécanisme de l'occlusion
glottique au moment de la phonation, car nous allons nous
trouver, sur ce point, en accord à peu près complet avec les
doctrines courantes, exposées dans tous les livres classiques.

Pour que la glotte se ferme dans toute sa longueur, deux
mouvements sont nécessaires. Tous deux, d'ailleurs, portent

sur les aryténoïdes, mais agissent sur eux d'une façon très différente :

Le premier, mouvement de translation, rapproche transversalement les deux cartilages vers la ligne médiane, jusqu'à les mettre en contact par leur face interne. Il a pour agent unique l'ary-aryténoïdien et pour contre-partie le mouvement de translation en dehors, que produit sur l'aryténoïde la portion verticale, externe, du crico-aryténoïdien postérieur[1]. Cette action de translation adductrice de l'ary-aryténoïdien est admise d'une façon presque unanime et il paraît, pour le moment, assez difficile d'accepter l'opinion, diamétralement opposée, qui fait de ce muscle un abducteur des cordes (Moura)[2].

A ce déplacement en bloc des aryténoïdes, qui ferme en arrière la glotte cartilagineuse, s'ajoute un mouvement de rotation, qui se passe dans l'articulation crico-aryténoïdienne, et par lequel les apophyses vocales se rapprochent l'une de l'autre, amènent sur la ligne médiane l'extrémité postérieure des cordes et réduisent à une fente linéaire le triangle intercepté par la glotte ligamenteuse. Le crico-aryténoïdien latéral est l'agent incontesté de ce mouvement, et c'est peut-être le seul muscle du larynx dont l'action n'ait point été discutée.

Au moment où le crico-aryténoïdien latéral entre en action, il se produit, dans l'état d'équilibre des aryténoïdes, un changement très remarquable, dont les conditions mécaniques demandent un peu de réflexion pour être clairement saisies. Je veux parler du renversement d'action par lequel le crico-aryténoïdien postérieur, dilatateur glottique quand il agit isolément, devient adducteur des apophyses vocales

---

[1] Ruehlmann. Sitzungsbericht d. Wiener Acad. 1873, t. LXIX.
[2] *Rôle physiologique du muscle aryténoïdien.* — Société de Laryngologie, 27 octobre 1886, et Revue mensuelle de Laryngologie, 1887, n° 1.

aussitôt que le crico-aryténoïdien latéral se contracte avec lui.

C'est encore à Jelenffy[1] qu'est due la démonstration de ce fait très curieux, sur lequel j'ai longuement insisté ailleurs[2]. On peut se représenter l'aryténoïde, en coupe horizontale, comme une sorte de levier coudé, oblique en avant et en dedans, donnant, par son extrémité antéro-interne (apophyse vocale), insertion à la bande vocale, tandis qu'à son extrémité externe (apophyse musculaire) s'attachent les muscles moteurs de ce levier. L'un de ces muscles, crico-aryténoïdien latéral, agit comme une force dirigée en avant ; l'autre, crico-aryténoïdien postérieur, comme une force dirigée en arrière. Mais, détail capital et sur lequel repose tout le raisonnement qui va suivre, les insertions de ces deux muscles ne se font pas au même niveau : celle du crico-aryténoïdien postérieur est sensiblement plus interne que celle du crico-aryténoïdien latéral. On va comprendre aisément ce qui résulte de cette position relative des deux insertions : tant que le crico-aryténoïdien postérieur agit seul, il attire en dedans l'apophyse musculaire, écarte, par conséquent, les apophyses vocales et répond à son rôle de muscle respirateur. Mais, dès que le crico-aryténoïdien latéral, entrant en scène, commence à attirer en avant la partie tout à fait externe du levier, le crico-aryténoïdien postérieur, trouvant là un nouveau point d'appui, agit d'avant en arrière sur l'aryténoïde, comme un levier dont le point fixe serait en dehors, la résistance, postéro-antérieure, en dedans, et la puissance, antéro-postérieure, au milieu, c'est-à-dire comme un levier du troisième genre. Sans doute, c'est la variété de levier la plus défavorable, étant donnée surtout la faible distance entre les insertions des deux muscles, distance

---

[1] Berl. klin. Woch., 20 août 1888, n° 34, p. 683.
[2] *Sur la physiologie normale et pathologique des muscles du larynx.* Lyon médical, 3 et 10 août 1890, n°s 31 et 32.

3

qui représente le bras de la puissance. Mais il n'en est pas
moins mathématiquement incontestable que le crico-aryténoïdien postérieur, au moment où il entre en action comme
contre-extenseur des cordes, s'emploie aussi, comme il le
peut et par un stratagème très singulier, à l'adduction des
apophyses vocales et à l'occlusion de la glotte ; c'est-à-dire
que ce muscle respirateur concourt aussi, et de toute manière, comme extenseur et comme adducteur, à l'accomplissement de la fonction vocale et sait, quand il le faut, se
faire le plus actif des muscles phonateurs.

Voilà donc deux muscles déjà qui s'associent pour obtenir
l'occlusion de la glotte ligamenteuse. Mais ils ne sont pas,
loin de là, les seuls à produire cet effet. Tous les éléments
contractiles de l'organe semblent se réunir pour fermer la
glotte au moment de l'émission vocale, comme nous les
avons déjà vu s'entendre pour assurer la tension de ses
bords.

Inséré, en arrière, sur le bord externe de l'aryténoïde, le
thyro-aryténoïdien fait pivoter ce cartilage autour d'un axe
à peu près vertical, attirant en dedans l'apophyse vocale,
suivant une action tout à fait analogue à celle du crico-aryténoïdien latéral. Ce qui prouve d'ailleurs la communauté
d'effet de ces deux muscles, c'est qu'ils se confondent anatomiquement, par leurs bords juxtaposés, et qu'il est souvent
impossible d'établir la ligne de démarcation antéro-postérieure qui sépare le bord interne du crico-aryténoïdien
latéral et le bord externe du thyro-aryténoïdien.

Il n'est pas jusqu'au crico-thyroïdien qui ne contribue
pour un peu au resserrement de la glotte. En même temps
que sa contraction allonge la fente glottique d'avant en
arrière, il efface, en la redressant, la concavité de ses bords
et réduit à un interstice linéaire l'ovale allongé de cette
fente.

Cette alliance temporaire de toutes les forces utilisables

du larynx montre assez l'importance énorme du but commun auquel elles concourent. L'occlusion de la glotte est en effet, nous le verrons, une condition si nécessaire à l'acte phonatoire, que tous les troubles morbides qui la compromettent, altèrent la fonction vocale aussi profondément que ceux qui touchent à la tension même.

V

QUEL EST L'ÉLÉMENT VIBRANT DES CORDES VOCALES ?

Au point où nous sommes parvenus dans cette étude, nous savons que les cordes vocales produisent, par leurs vibrations, l'ébranlement sonore initial dont les modifications ultérieures s'appellent la parole ou le chant. Nous savons que la tension de ces cordes est la condition capitale de leurs vibrations et nous avons montré comment elles se tendent ; que leur rapprochement n'est pas moins nécessaire, et nous connaissons maintenant les muscles qui les rapprochent. Mais les cordes vocales ne sont pas un tout homogène : elles sont formées de parties multiples et de tissus très différents. Or, il importe d'établir nettement quelles sont celles de ces parties qui produisent les vibrations vocales, celles par conséquent dont les altérations morbides compromettent directement la fonction phonatrice, en supprimant ou en détériorant la portion active de l'instrument.

Le prisme triangulaire que représente chacune des cordes vocales inférieures est formé, en dedans, par le ruban fibroélastique (ligament thyro-aryténoïdien inférieur) qui constitue la corde vocale proprement dite. La face interne de cette lame fibreuse adhère à la muqueuse d'une façon intime, tandis que sa face externe est séparée, par un tissu cellu-

laire séreux, du muscle thyro-aryténoïdien en haut, et, plus
bas, du crico-aryténoïdien latéral.

De ces trois éléments juxtaposés, membrane muqueuse,
lame fibro-élastique et tissu musculaire, quel est celui ou
quels sont ceux que le courant gazeux ébranle en traver-
sant la glotte ? Tout le bourrelet fibro-musculaire est-il
déplacé en masse, ou seulement dans quelques-unes de ses
parties ? Est-ce la muqueuse, est-ce la bande ligamenteuse
qui vibre isolément ? Ou bien le muscle, le ligament ou la
muqueuse, ou deux d'entre eux, ou tous les trois entrent-ils
alternativement en jeu, suivant les circonstances et suivant
le résultat à produire, ceux-là dans la voix de poitrine et tel
autre dans le fausset ? Toutes les façons de combiner ces
différentes hypothèses, toutes les théories qu'on peut rai-
sonnablement ou déraisonnablement en déduire, ont été
imaginées, délaissées et reprises, sans qu'on soit encore
arrivé à rien d'absolument définitif. Il est pourtant un point
de la question, un seul, sur lequel l'accord semble fait :
c'est que le muscle ne vibre dans aucun des registres vocaux.
Au delà, le désaccord commence :

La portion vibrante, c'est, pour les uns, le système formé
par la bande fibreuse et son revêtement muqueux ; pour
d'autres, c'est uniquement la lame mince constituée, à la
partie la plus interne des cordes, par les deux doubles de
muqueuse qui dépassent en dedans le bord du ligament vocal.
Cette dernière opinion fut autrefois défendue surtout par
Fournié. Il montrait, dans ses expériences sur le cadavre,
qu'on rend un larynx aphone en le dépouillant de sa couche
muqueuse, alors même que la bande fibreuse reste intacte ;
il arrivait au même résultat en laissant seulement dessécher l'organe pendant quelques heures, avant de le mettre
en expérience. Müller avait déjà noté cette influence de la
dessiccation et prenait soin d'humecter de temps en temps
les larynx sur lesquels il désirait poursuivre des recherches

pendant plusieurs jours de suite. Cette observation, tout expérimentale, est sans doute d'un grand intérêt, même au point de vue pathologique : elle montre combien la portion vibrante de l'appareil laryngé, quelle qu'elle soit, muqueuse ou ligament, a besoin de toute son intégrité physique pour exécuter ses fonctions. Mais rien ne prouve qu'en pareil cas, cette dessiccation soit limitée à la muqueuse seule et ne puisse, en même temps, compromettre la constitution physique du tissu fibreux. Quant à la première expérience de Fournié, elle ne démontre nullement qu'en supprimant la muqueuse on supprime la voix tout entière et que le ligament vocal isolé soit incapable de vibrations. Müller a depuis longtemps indiqué que, pour produire la voix de poitrine, il faut amener les cordes vers l'axe de la glotte, en imitant, par une compression latérale, l'action du thyro-aryténoïdien. C'est cette action qu'il simulait à l'aide d'une pince et qui suffisait à faire *parler* les cordes, même décortiquées de leur muqueuse, alors que, dans l'expérience de Fournié, elles restaient silencieuses, parce que cette précaution était négligée.

Ces vibrations de la muqueuse isolée, dont Fournié faisait la condition suffisante de la voix de poitrine, Lermoyez les réserve à la production de la voix de tête, et voici comment, d'après lui, s'obtient chacun des deux registres :

Dans la voix de poitrine, le thyro-aryténoïdien se contracte ; il approche de la ligne médiane la bande fibreuse des cordes vocales, comme le faisait la pince de Müller, et l'expose au choc du courant gazeux.

Dans le fausset, le muscle se relâche, le ligament se retire latéralement, sort de la zone d'activité vocale, où reste le rebord muqueux, qui continue seul à vibrer.

Ce n'était donc que la voix de tête que Fournié supprimait dans ses expériences de décortication, et Lermoyez le prouve en montrant que la glotte ligamenteuse, ainsi dénudée, continue à parler, si on ne lui demande que la voix de poitrine, c'est-à-dire si l'on exerce, au moyen d'une pince en T, la compression latérale qui représente l'effet du thyro-aryténoïdien : il appuie cette conclusion sur une série d'expériences très séduisantes, qu'il serait malheureusement trop long de rapporter ici. Je veux pourtant y faire une objection, d'ordre tout anatomique, et qui s'adresse aussi bien à la théorie de Lermoyez (vibration de la muqueuse isolée dans la voix de tête) qu'à la théorie de Fournié (vibration de la muqueuse isolée dans les deux registres) :

Au niveau de la corde vocale inférieure, la muqueuse adhère si intimement à la couche fibreuse, qu'il me paraît bien difficile d'admettre qu'elle peut s'en détacher pour constituer un pli indépendant, capable de vibrer isolément. À dire vrai, les deux membranes forment un tout si parfaitement indissoluble, que la muqueuse, à ce niveau, est une véritable « membrane fibro-muqueuse, dont les ligaments des cordes vocales pourraient être considérés comme de simples dépendances. » (Sappey, t. IV, p. 409.)

Réservant donc, pour le moment, la question du mécanisme de la voix de fausset, sur laquelle il reste encore ample matière à controverse, retenons seulement que la voix de poitrine reconnaît maintenant une origine à peu près indiscutée : elle ne résulte ni des vibrations de l'air, ni de celles du muscle thyro-aryténoïdien, ni de celles de la muqueuse isolée ; la portion vibrante des cordes vocales est constituée par leur ligament fibreux et la muqueuse qui le recouvre.

D'ailleurs, la nature physique de ce ligament, son extensibilité, sa richesse en fibres élastiques, semblent affirmer sa destination. Il est proprement la véritable corde, dans le sens instrumental du mot ; les autres tissus qui entrent dans la constitution de la corde vocale anatomique ne sont que des parties accessoires, qui ne prennent aucune part directe à la génération des vibrations sonores.

CHAPITRE II

PHYSIOLOGIE PATHOLOGIQUE DES DYSPHONIES

–

I

Après avoir indiqué longuement toutes les conditions nécessaires à l'accomplissement normal de la phonation, il nous devient aisé d'analyser les circonstances qui peuvent, à des titres divers, jeter le trouble dans cette fonction. Le chapitre qui va suivre contient l'utilisation pratique des données de physiologie pure que je me suis appliqué à établir dans la première partie de ce travail.

Pour que la voix soit émise d'une façon régulière, il faut premièrement que la partie vibrante se trouve dans les conditions physiques nécessaires à la production des oscillations sonores, conditions de volume, de densité, d'extensibilité, d'élasticité, d'humidité, que détruisent si fréquemment les altérations de la muqueuse ou des tissus plus profonds. Il faut, en second lieu, que l'appareil moteur exécute la double série des mouvements qui accommodent l'orifice glottique à ses fonctions intermittentes d'instrument phonateur : mouvements d'adduction, qui approchent les portions vibrantes de la ligne médiane, pour les mettre sur le passage du courant expiré ; mouvements de tension et de relâchement, qui graduent la rapidité des oscillations, d'où dépend la hauteur du son émis.

Toute lésion qui atteint, isolément ou en bloc, l'une ou

l'autre de ces conditions normales, est une cause de dysphonie, et toutes les dysphonies possibles doivent entrer
fatalement dans l'un de ces deux groupes étiologiques. Si
bien que la première, la plus large des divisions à établir
dans l'ensemble des troubles vocaux, serait peut-être la
suivante :

1° Altération des parties vibrantes :

2° Troubles de la motilité.

Toutefois, chacun de ces deux groupes est beaucoup trop
compréhensif pour qu'une semblable classification suffise à
analyser le sujet : la pathogénie compliquée et diverse des
troubles de la phonation se prête à une dissociation plus
minutieuse : c'est cette analyse de physiologie pathologique
que nous allons entreprendre. Je ne m'en dissimule nullement la difficulté, mais je la crois nécessaire, si l'on veut
apprendre à connaître les dysphonies et à les traiter. Si mal
atteint qu'en soit le but, la tentative seule aura déjà son
utilité.

Mais, avant d'aller plus loin, je désire préciser nettement
mes intentions :

Je n'entends pas, dans ce qui va suivre, faire la sémiologie des dysphonies, mais étudier les conditions pathogéniques des troubles vocaux, pour en tirer des conclusions
thérapeutiques, et notamment pour en déduire les indications déterminées d'une médication spéciale. Il ne s'agit
donc pas de comparer symptomatiquement les formes complexes de l'aphonie, ni d'établir des règles de diagnostic sur
les mille formes de l'enrouement : ce serait remuer sans
profit un coin abandonné de la sémiotique, que la décou-
verte du laryngoscope a depuis longtemps rendu stérile. Il y
a seulement trente ans, avant que Garcia, Türk et Czermak
n'eussent fait de l'éclairage du larynx un procédé véritablement clinique, on attachait une importance extrême à
distinguer, dans les troubles vocaux, les nuances les plus

subtiles. Associée aux symptômes subjectifs et aux désordres respiratoires d'origine laryngée, l'appréciation minutieuse de ces altérations phonétiques formait alors la base
du diagnostic dans les maladies du larynx. Ne pouvant voir
ce qui se passait dans l'organe, on s'efforçait de l'entendre,
et on interrogeait les modifications du bruit vocal, comme
on est encore, à l'heure actuelle, réduit à analyser les altérations des bruits du cœur ou du murmure vésiculaire :
c'était une véritable auscultation à distance. Mais ce moyen
démodé de diagnostic par l'oreille a perdu toute sa valeur,
depuis qu'on peut lui substituer les renseignements autrement précis que donne la vue, depuis que le larynx a cessé
d'être un organe interne, pour devenir une région chirur-
gicale visible, tangible, opérable. Sans doute on peut encore, à l'occasion, tirer parti de certaines nuances dysphoniques pour compléter un examen ou pour aller au-devant
des affirmations du laryngoscope. Aux premiers mots du
patient, une oreille exercée saura distinguer, je l'accorde,
un polype d'une paralysie, un tuberculeux laryngé d'un
syphilitique. Bien plus, les cliniciens d'autrefois étaient assez
certains d'eux-mêmes pour ouvrir le larynx sans autre indication et pour aller à la recherche d'une tumeur qu'ils
n'avaient pas vue. Mais nous n'avons plus besoin de ces
tours de force diagnostiques et l'on se méprendrait entièrement, je le répète, sur le but de ce travail, si l'on supposait qu'il se propose de refaire, sur les données d'une physiologie nouvelle, ce chapitre vieilli de sémiologie spéciale.

II

CARACTÈRES GÉNÉRAUX DES TROUBLES PHONIQUES

Les sons que le larynx émet, à l'état normal, présentent
essentiellement le caractère de sons musicaux, c'est-à-dire

que, suivant la formule classique, ils sont « le résultat de
vibrations continues, rapides et isochrones, qui produisent
sur l'organe de l'ouïe une sensation prolongée »[1].

Pour que les vibrations vocales donnent à l'oreille l'impression d'un son déterminé, il faut qu'elles réunissent les
trois caractères qui définissent le son proprement dit : l'intensité, la hauteur et le timbre. Toutes les conditions pathologiques qui altèrent l'une ou l'autre de ces qualités
dépouillent le son laryngé du caractère musical et le re-
jettent plus ou moins dans la catégorie indistincte des
bruits.

Or, les causes morbides peuvent détruire en masse ou
frapper individuellement chacun des trois attributs qui précèdent. Les unes, ne touchant qu'à l'intensité, engendrent
toutes les nuances de désordres échelonnés depuis la faiblesse vocale, qui diminue l'amplitude des vibrations, jusqu'à
l'aphonie qui les supprime. Les autres, laissant aux vibrations toute leur étendue, n'en modifient que la rapidité :
elles altèrent les conditions physiques qui permettent d'en
varier le nombre, c'est-à-dire de produire à volonté des
sons élevés ou des sons bas : ce sont les lésions qui touchent
à la tonalité. D'autres enfin, sans compromettre ses propriétés essentielles, n'atteignent le son laryngé que dans un
de ses attributs accessoires, le timbre, cette qualité qui nous
fait reconnaître deux sons de même hauteur, de même intensité, et qui donne à deux voix de tonalité équivalente
l'individualité qui fait qu'on les distingue. Je ne puis insister ici sur cette difficile question du timbre et sur les
procédés d'analyse acoustique qui ont permis à Helmholtz
de dissocier les sons composés. Qu'il me suffise de rappeler
que la voix humaine, comme la plupart des sons musicaux,
n'est pas formée par un son simple, mais par la superpo-
sition d'harmoniques, variables pour chaque note, variables

[1] Ganot. *Physique*, 1887, p. 527.

même (Helmholtz) pour chaque voyelle dans la voix parlée. C'est la présence de ces harmoniques et la prédominance de tels ou tels d'entre eux qui donne à chaque voix, qui donne à chaque lettre pour une même voix, le timbre qui les spécialise. De toutes les qualités de la voix, celle du timbre est peut-être la plus fragile, celle que les lésions morbides atteignent la première et le plus profondément. Telle voix peut garder, dans certains états morbides, son intensité presque intacte et sa tonalité normale, dont le timbre est déjà altéré au point de la rendre méconnaissable.

III

ALTÉRATIONS D'INTENSITÉ

L'intensité vocale résulte, avons-nous dit, de l'étendue des vibrations glottiques. Or les deux facteurs dont cette condition dépend sont l'énergie du courant moteur et la mobilité des cordes. Si bien que la formule de cette amplitude, partant, celle de l'intensité vocale, peut s'exprimer par le rapport entre la force expiratoire et la résistance des cordes vocales. Toutes les causes qui affaiblissent la première, toutes les causes qui augmentent la seconde, auront pour résultat commun l'affaiblissement de la voix et, comme conséquence extrême, l'aphonie.

Le premier de ces deux facteurs, affaiblissement du porte-vent, s'éloigne de notre sujet. Il relève le plus souvent des affections infra-glottiques et ressortit à la pathologie pulmonaire.

Quant au second (rigidité des cordes), nous le retrouverons bientôt quand nous chercherons l'influence des altérations anatomiques des cordes dans le mécanisme des dysphonies.

Un autre facteur intervient indirectement dans les altérations de l'intensité vocale, par les changements qu'il
produit, à effort expiratoire égal, dans l'état de la pression
sous-glottique : je veux parler de l'occlusion de la glotte,
dont l'absence ou l'imperfection peut réduire cette pression
à zéro et rendre complètement aphones des cordes anato-
miquement saines et régulièrement tendues.

Lorsque, par l'une des causes précédentes, ou par ces
causes réunies, l'amplitude des vibrations vocales diminue,
l'ébranlement ondulatoire qu'elles transmettent à l'air ne
se propage plus qu'à une distance insuffisante, la voix ne
s'entend plus de loin, elle a perdu ses qualités de force et
de portée, tout en conservant, plus ou moins complets, son
timbre, sa tonalité, sa faculté de modulation. Que les conditions précédentes viennent à s'aggraver encore, et les
oscillations des cordes vont s'affaiblir de plus en plus, jusqu'à ce que, la résistance étant trop forte ou l'effort insuf-
fisant, l'amplitude des vibrations atteigne la limite minima
où elles sont acoustiquement perceptibles. Dès lors, c'est
l'aphonie complète; le son laryngé n'existe plus. Mais, dans
ces conditions même, si la voix sonore a disparu, la parole
n'est pas, pour cela, supprimée. L'air, qui a traversé silen-
cieusement la glotte, peut encore être modifié dans les cavités supérieures; les mouvements du pharynx, de la
langue, du voile palatin ou des lèvres, en font la parole
chuchotée, laquelle n'a rien de commun avec le son laryngé
et peut exister en dehors de lui ; elle est la transformation
articulée du courant trachéal aphone, comme la parole à
haute voix est la transformation du courant laryngé sonore.

Hâtons-nous de le dire pourtant, cette dissociation des
troubles vocaux, que j'établis parallèlement à l'analyse physique des qualités de la voix, ne se réalise que très rarement
en clinique, avec la pureté que je lui suppose. Elle n'est
qu'un moyen commode, je dirai presque nécessaire, d'ap-

porter un peu de clarté dans une question où les difficultés
seraient insurmontables, si on ne les divisait pour les atta-
quer séparément. Dans la réalité, ces troubles de la voix,
que nous répartissons en chapitres distincts, marchent le plus
souvent ensemble, et s'associent pour composer une résultante symptomatique, dans laquelle on devrait s'accoutumer
à dégager, à isoler chacun d'entre eux. Ils se combinent
d'ailleurs, dans chaque cas particulier, selon des formules
diverses et, si l'on peut dire, à doses variées. Dans un cas,
c'est le timbre qui souffre le plus (laryngites syphilitiques);
dans l'autre, la voix n'a perdu que sa force (aphonie hysté-
rique incomplète par paralysie des adducteurs) ou a perdu
surtout sa force (dysphonie des tuberculeux); dans d'autres
cas enfin, les troubles portent principalement sur la tonalité
(paralysie des tenseurs).

IV

ALTÉRATIONS DE LA TONALITÉ

La faculté que possède le larynx de produire, à volonté,
des sons de hauteur différente repose, avons-nous dit, sur
la propriété qu'il a de tendre ou de relâcher ses éléments
vibrants, pour augmenter ou ralentir la vitesse de leurs
oscillations. La perfection avec laquelle l'organe accomplit
cette partie de sa fonction, peut s'exprimer par un rapport
analogue à celui qui, tout à l'heure, nous a permis d'établir
le coefficient de l'intensité vocale. Sa formule serait une
fraction ayant pour numérateur l'énergie des organes tenseurs et pour dénominateur la résistance des organes tendus:
c'est dire qu'elle diminue, soit quand les muscles tenseurs
sont affaiblis ou inactifs, soit quand le tissu des cordes
vocales devient inextensible et rigide; si bien que, lorsque
nous passerons en revue les différentes altérations qui peu-

vent compromettre la voix dans ses qualités de hauteur, nous les trouverons réparties dans deux chapitres différents : tantôt la lésion ne touche que l'appareil moteur (paralysies, lésions articulaires), tantôt elle porte sur la partie vibrante (altérations des cordes), tantôt enfin, et c'est le cas ordinaire, elle les atteint simultanément.

Très peu apparents dans la voix parlée, qui s'accomplit, comme on le sait, entre deux limites diatoniques très rapprochées, les troubles de l'intonation se montrent surtout dans le chant : ils s'y manifestent parfois, dans les affections commençantes, avant que la parole ordinaire semble trahir ou annoncer la moindre altération vocale. A ce degré, réduite à l'absence de quelques notes aux limites extrêmes de la voix, cette forme de dysphonie n'a qu'une importance médiocre pour ceux qui n'emploient leur larynx qu'au modeste usage de la voix parlée. Mais elle est l'effroi des chanteurs, chez qui l'absence d'un *ut* ou d'un *si* est une perte irréparable, alors même que le timbre reste pur et la force d'émission complète.

V

ALTÉRATIONS DU TIMBRE

Les sons élémentaires, et relativement simples qui prennent naissance à l'orifice glottique, n'arrivent au dehors que profondément modifiés dans leur passage à travers les conduits sus-jacents. Les mouvements compliqués des muscles du pharynx, de la langue, du voile palatin, des lèvres, en modifient les vibrations pour en faire les mots articulés. Les cavités avoisinantes, fosses nasales, bouche, pharynx, agissent sur eux comme de véritables résonnateurs et en renforcent certains harmoniques. Les ventricules laryngés eux-mêmes ne paraissent pas autre chose que des boîtes de résonnance placées au voisinage de la partie vibrante, comme la caisse d'un violon sous les cordes de l'instrument.

Résultant de circonstances anatomiques beaucoup plus complexes que celles d'où dépendent la hauteur ou la force du son, le timbre de la voix humaine est aussi beaucoup plus exposé aux influences morbides qui peuvent le modifier, et c'est, avons-nous dit, celle des qualités vocales qui s'altère le plus aisément.

Ce ne sont pas seulement les affections du larynx lui-même, altérations de la muqueuse ou rétrécissements ventriculaires, qui peuvent influer sur cet élément ; ce sont encore toutes les maladies des cavités accessoires : ce sont les coryzas, qui donnent à la voix le timbre nasonné ; les pharyngites, qui la rendent sourde et gutturale. D'où cette conclusion pratique, que les maladies de la voix n'ont pas toujours leur siège dans le larynx et qu'une exploration resterait forcément incomplète, qui se limiterait à contrôler l'état des mouvements de la glotte ou la couleur des cordes vocales, sans s'informer des régions voisines.

VI

PATHOGÉNIE DES TROUBLES VOCAUX

Lésions de la partie vibrante.

LÉSIONS EXTRINSÈQUES. — Les causes qui mettent obstacle à l'accomplissement des vibrations glottiques portent le plus souvent sur les cordes elles-mêmes. Mais elles peuvent aussi siéger en dehors de leur tissu et n'apporter à leur action qu'un obstacle purement mécanique : les néoplasmes implantés au voisinage des cordes vocales, les déplacements ou la tuméfaction des tissus, qui mettent en contact avec les cordes des parties normalement éloignées d'elles, agissent de cette manière. Toutes ces causes si diverses compromettent la fonction vocale par un mécanisme identique : en appuyant sur tel ou tel point des cordes, elles en modifient les conditions d'activité, raccourcissent ou multiplient les portions vibrantes, peuvent même, si le contact est assez énergique et étendu, les rendre complètement silencieuses « comme on éteint les vibrations d'un verre de cristal en posant le doigt sur ses bords » (Poyet).

Parmi les lésions les plus ordinaires relevant de ce mécanisme, il convient de citer d'abord le gonflement inflammatoire de la muqueuse laryngée elle-même et, en particulier, celui des cordes vocales supérieures. Si l'on suppose, en pareil cas, les cordes inférieures relativement indemnes et capables de leur fonctionnement normal, le simple accolement des fausses cordes, abaissées de quelques millimètres, jusqu'à reposer sur la face supérieure des cordes vraies, suffirait amplement à limiter ou à annuler les vibrations de ces dernières, et cela d'autant plus aisément, que ces vibrations, comme on sait, s'exécutent dans le sens vertical.

Un autre exemple, presque aussi commun, de trouble fonctionnel des cordes vocales, sans altération de leur substance, nous est fourni par la présence des tumeurs endolaryngées. Je ne parle pas, en ce moment, des tumeurs implantées sur les cordes mêmes : celles-là se rattachent au paragraphe qui va suivre. Les polypes nous montrent ces troubles mécaniques à distance d'une façon presque schématique, étant donnée leur forme circonscrite et leur disposition souvent pédiculée. On a remarqué depuis longtemps que les plus gênants pour la voix étaient précisément ceux à long pédicule, qui peuvent tomber jusqu'à l'orifice glottique, si éloigné qu'en soit leur point d'insertion. Comme ces tumeurs, presque toujours de petit volume, ne touchent d'ordinaire qu'une seule corde à la fois, elles donnent souvent à la voix le caractère bitonal, dont l'inégalité des vibrations des deux cordes est une des multiples conditions d'origine.

D'autres, obturant l'orifice de la glotte, tantôt soulevées par le courant gazeux et tantôt retombant quand il faiblit, déterminent, dans ce courant, des chocs alternatifs qui réalisent une variété d'enrouement particulière aux polypes laryngés : c'est un bruit de clapet ou de roulette donnant à l'oreille une sensation de corps étranger mobile et flottant tout à fait particulière.

L'accumulation des mucosités à la surface des cordes vocales, ou dans la lumière de l'ouverture glottique, produit, par un mécanisme analogue, un résultat pareil au précédent : c'est une des causes si complexes de la dysphonie des catarrheux laryngés ; c'est la condition matérielle par où s'explique l'aphonie passagère et les enrouements du matin, qui disparaissent dès que le malade a nettoyé son larynx par quelques efforts de toux. Les mucosités laryngées n'altèrent pas seulement les vibrations des cordes. Elles peuvent encore, en formant à travers la glotte des filaments visqueux et résistants, engendrer elles-mêmes des vibrations indépendantes, qui ajoutent à celles des cordes les sons les plus inharmoniques.

Lésions intrinsèques. — Dans le paragraphe précédent, nous supposions les cordes anatomiquement indemnes et seulement gênées dans leurs mouvements par l'influence de mauvais voisinages. Nous abordons maintenant les altérations de texture qui portent sur les cordes elles-mêmes.

Représentant, dans l'instrument laryngé, la partie véritablement active, le tissu des cordes vocales doit répondre à un certain nombre de conditions physiques, pour se prêter docilement soit aux alternatives de tension et de relâchement qu'il doit subir, soit à la précision des mouvements

4

vibratoires qu'il est appelé à exécuter. Quelles sont les
qualités d'une corde vocale parfaite et de quelle façon peut-
elle les perdre ? Telle est la question assez complexe à laquelle nous allons essayer de répondre.

1° *Volume.* — On démontre en physique que, toutes choses
égales d'ailleurs, le nombre des vibrations d'une corde est en
raison inverse de son rayon. Or, il est peu d'affections laryngées, dont le premier effet ne soit une augmentation de
volume du tissu propre des rubans vocaux ou de leur revêtement muqueux. Depuis la congestion inflammatoire, qui
n'épaissit que les couches superficielles, jusqu'aux dépôts
néoplasiques, qui pénètrent l'organe dans sa profondeur,
toutes les altérations morbides font subir aux cordes vocales
des changements de volume, qui sont un facteur important
dans les altérations de leurs propriétés sonores. Sans
doute, un surcroît de tension peut contre-balancer cette
cause matérielle d'abaissement de la tonalité vocale. Mais
cette compensation active, devenue, dans ces conditions,
continuellement nécessaire, ne va pas, on le comprend
bien, sans une fatigue des muscles tenseurs, lesquels d'ailleurs sont, le plus souvent, plus ou moins compromis eux-
mêmes par les altérations de voisinage.

La tuméfaction des cordes vocales n'a pas pour unique
effet le ralentissement de leurs mouvements vibratoires, d'où
résulte la perte des notes élevées. En amenant leur surface
au contact des parties voisines, elle peut éteindre entièrement leurs vibrations. C'est un résultat analogue à celui que
nous signalions plus haut, en parlant de l'action perturbatrice
des tuméfactions de voisinage. Mais ici, c'est la corde elle-
même qui va au-devant de la cause de compression, par
un déplacement de son propre tissu.

2° *Densité.* — Les éléments anatomiques nouveaux que
la maladie dépose dans l'épaisseur des cordes vocales, et
qu'elle substitue à leur substance, diffèrent, le plus souvent,

du tissu sain, par leur consistance et leur densité. Que cette
dernière soit diminuée comme, dans l'œdème et les infiltrats
ramollis, ou augmentée, comme dans les tumeurs dures et
les formations cicatricielles, il est certain qu'en tous les cas,
cet élément morbide modifie, dans un sens ou dans l'autre,
un des quatre facteurs qui commandent la hauteur du son,
puisque, toutes choses égales, le nombre des vibrations d'une
corde est inversement proportionnel à la racine carrée de
sa densité.

En comparant cette formule à celle qui nous donnait tout
à l'heure l'influence des changements de volume, nous pouvons tirer, des pures lois de la physique, une conclusion clinique très pratiquement intéressante : c'est que les changements de volume des cordes agissent sur les altérations
de la tonalité vocale beaucoup plus puissamment que les
changements de densité. Pour diminuer de moitié, par
exemple, avec une tension constante, le nombre des vibrations vocales, il suffira que l'épaisseur de la corde vienne à
doubler, tandis qu'il serait nécessaire que sa densité qua-
druplât, pour produire la même altération.

3° *Homogénéité.* — La pureté des sons laryngés suppose
rigoureusement que le tissu des cordes vocales est parfaitement homogène dans toute leur longueur. Je ne prétends
pas traiter ici, d'une façon complète, la question des sons
harmoniques des cordes, mais rappeler sommairement
quelques principes acoustiques, nécessaires pour expliquer
le timbre propre du son laryngé et les causes qui peuvent
l'altérer.

On sait que, lorsqu'une corde vibre, elle ne subit pas
seulement les grandes oscillations qui correspondent à sa
longueur totale; elle se subdivise spontanément en un certain nombre de parties aliquotes, dont chacune vibre isolément, et dont le son se superpose au son fondamental, pour
y ajouter un certain nombre d'harmoniques. Ce sont ces

subdivisions de la corde totale, séparées par des régions
relativement fixes (points et lignes nodales) qui ont reçu le
nom de concamérations, et dont les milieux sont appelés
ventres de vibration.

Si courtes que soient les cordes vocales, elles ne sauraient
échapper à cette loi des subdivisions vibratoires, commune
à tous les corps sonores, et le son laryngé, — j'entends le
son laryngé élémentaire, dépourvu des harmoniques bucco-
pharyngiens, — ne peut, pas plus que la grande majorité
des sons musicaux, être considéré, physiquement, comme
un son simple, tel que l'est par exemple celui d'une flûte
ou d'un diapason.

Or, la régularité de ces vibrations partielles, condition
nécessaire à la synthèse qui fait la voix avec son caractère
et son timbre, n'est possible que si les cordes présentent,
dans toute leur étendue, une structure absolument régulière. Et, comme cette homogénéité est, de toutes les qualités
anatomiques des cordes vocales, celle que les états morbides
atteignent généralement la première, nous trouvons, dans ce
fait, une nouvelle raison pour nous expliquer l'altération
constante et précoce du timbre dans les affections laryngées.

En privant les cordes vocales de l'unité de structure qui
en fait, à l'état normal, un tout parfaitement homogène,
les lésions anatomiques ne compromettent pas seulement
les vibrations partielles, sources du timbre laryngé. Elles
peuvent aussi modifier les vibrations totales, qui donnent le
son fondamental et règlent la hauteur de la note émise. Il
n'est pas rare qu'une corde vocale, partiellement détruite
ou immobilisée, reste active dans une partie de sa longueur, et continue à fonctionner avec les changements
de hauteur qu'elle doit à ce raccourcissement. Les altérations de tonalité, produites en ces circonstances, ont pour
expression la première des quatre formules qui résument

les lois de vibration des cordes : la tension étant constante, le nombre de vibrations qu'exécute une corde en une seconde est en raison inverse de sa longueur. Cette forme d'altération explique sans doute une partie des cas morbides où la hauteur de la voix s'élève, quoique, d'une façon générale, ces cas soient beaucoup moins fréquents que ceux où l'intonation normale est abaissée.

Il arrive parfois que la région de la corde vocale devenue inactive ne se trouve pas à une extrémité, mais dans la continuité de la corde, plus ou moins près de son milieu, et la divise en deux parties distinctes, capables de vibrer isolément et de donner simultanément deux notes différentes, chaque fois que le malade essaie d'émettre un son. C'est là une des explications les plus acceptables parmi les nombreuses théories proposées pour l'interprétation physique de ce trouble vocal, que l'on désigne sous le nom de diphtonie, ou de diplophonie. Ce phénomène singulier de bipartition de la glotte s'observe surtout dans les formes de laryngite chronique décrites sous le nom de *chorditis tuberosa* : les petits nodules marginaux des cordes, particuliers à cette variété morbide, sont souvent disposés de manière à se mettre en contact avec le bord de la corde opposée, au moment de l'adduction phonatoire. Il en résulte une pression limitée, qui éteint les vibrations d'ensemble, non seulement sur la corde malade, mais aussi sur la corde saine, et ne laisse persister que les oscillations partielles correspondant à la subdivision créée par la tumeur.

4° *Élasticité et extensibilité.* — L'effort imposé par la corde vocale aux muscles chargés de sa tension dépend essentiellement d'une propriété de tissu que les causes pathologiques altèrent aisément, l'extensibilité. Pour que la résistance augmente, il n'est pas toujours nécessaire que le tissu fibreux de la corde elle-même soit altéré dans sa structure. Comme la muqueuse doit suivre exactement les mêmes alternatives d'extension longitudinale et de relâchement que le tissu propre, il suffit que cette membrane devienne plus ou moins rigide, pour imposer à l'action musculaire un surcroît de résistance, que celle-ci n'a pas toujours la force de surmonter.

En opposition avec cette propriété si nécessaire, qui permet aux cordes vocales de s'allonger sans résistance, il faut placer la qualité contraire, celle qui leur fait reprendre leur dimension primitive, aussitôt que cesse l'effort qui tendait à les allonger. Cette qualité purement physique, sur laquelle je ne veux pas insister ici, c'est l'élasticité. C'est elle que l'on supposait jadis représenter le seul antagonisme à l'action des muscles extenseurs, jusqu'au jour où l'on démontra qu'elle partageait cette fonction avec un muscle, véritable relâcheur des cordes : le thyro-aryténoïdien rapprochant, comme nous l'avons vu, les deux extrémités de la corde vocale, la raccourcit activement et se fait l'auxiliaire de l'élasticité, laquelle serait évidemment insuffisante à lutter, isolée, contre les éléments musculaires de l'extension.

5° *État hygrométrique.* — Un état d'humidité suffisante est nécessaire à l'accomplissement des vibrations vocales, et nous avons déjà noté comment les expérimentateurs, pour empêcher les larynx, sur lesquels ils opéraient, de devenir aphones au bout de quelques heures, devaient prendre la précaution d'humecter les cordes vocales. On se souvient de l'expérience de Fournié, qui laissait, de parti pris, dessécher ses larynx, constatait la disparition de leurs propriétés sonores, mais concluait, déduction fausse, que la muqueuse seule se desséchait, et que, par conséquent, la muqueuse seule était le corps vibrant.

Toutes les causes pathologiques qui diminuent les sécrétions normales ou les rendent moins fluides (laryngites sèches) seront donc un obstacle à la phonation, et cette condition d'humectation constante est à ce point indispensable, que des glandes particulières (glandes aryténoïdiennes) sont spécialement chargées de la lubrifaction des parties. Peter et Krishaber[1] ont beaucoup insisté sur l'importance de cette sécrétion et sur l'action de l'ary-aryténoïdien, qui, au moment de l'émission sonore, comprime ces glandes pour en exprimer le contenu.

Aussi bien que la sécheresse, l'extrème humidité des surfaces enlève aux tissus des cordes leurs propriétés sonores : c'est ainsi que, dans les inflammations hypersécrétantes, la muqueuse détendue, et comme macérée, étouffe, en quelque sorte, les vibrations des tissus fibreux sous-jacents.

6° *Régularité des surfaces.* — Pour que l'écoulement gazeux, qui se fait à travers la glotte, imprime aux lèvres de l'orifice les déplacements isochrones qui constituent les vibrations sonores, il faut que cet écoulement s'effectue d'une façon méthodique, exactement réglée par le degré de béance de l'ouverture. Or, cette régularité n'est possible que si l'air trouve, dans le conduit qu'il traverse, une surface absolument lisse ; toutes les saillies, toutes les aspérités qui recouvrent la paroi du larynx deviennent, par ce fait, une cause de dysphonie ; elles impriment au courant gazeux des chocs irréguliers, qui retentissent sur les mouvements glottiques, détruisant à la fois et leur isochronisme et leur régularité d'amplitude.

7° *Pertes de substance.* — Il est à peine besoin de signaler cette cause d'altération vocale, tant il est évident que l'activité régulière des cordes est, avant tout, liée à la continuité de leur tissu. Si des ulcérations, limitées à la couche muqueuse, peuvent coexister avec un certain degré de conservation de la voix, il est non moins certain que toutes les pertes de substance profondes, celles qui attaquent le

---

[1] *Dict. encycl. des Sciences méd.,* 2° série, t. I, p. 628. Article Larynx (pathologie).

tissu fibro-élastique des cordes, s'accompagnent presque toujours d'une aphonie plus ou moins complète. Quand les tuberculeux, porteurs d'ulcérations laryngées étendues, conservent une voix relative, il est plus que probable que, dans ces circonstances, la tuméfaction des bords fait paraître les ulcérations plus profondes qu'elles ne sont en réalité, et que la solution de continuité ne dépasse pas la couche sous-muqueuse : c'est ce qui arrive bien souvent pour ces pertes de substance, d'apparence si destructive, qui, dans la phtisie laryngée, échancrent le bord libre de dentelures irrégulières, sans atteindre toujours jusqu'à la substance propre de la corde vocale.

Troubles de la motilité.

Deux mouvements, avons-nous vu, sont nécessaires pour assurer l'adaptation du larynx à ses fonctions d'organe phonateur :

1º L'adduction des cordes, qui resserre l'orifice glottique, modère l'écoulement gazeux et règle la pression sous-glottique ;

2º La tension des cordes vocales.

Or, ces deux mouvements peuvent être, suivant les cas, dans tous les états pathologiques du larynx, isolément ou simultanément compromis.

OBSTACLES A L'ADDUCTION. — Les causes capables de s'opposer au rapprochement des apophyses vocales reconnaissent deux origines bien différentes :

Il s'agit, le plus fréquemment, de la paralysie des adducteurs ; mais nous aurons tout avantage à rapprocher cette paralysie de celle des muscles tenseurs, à laquelle elle s'associe presque toujours, et avec laquelle nous la décrirons ; nous éviterons ainsi de scinder l'étude rapide que nous aurons à faire des troubles phoniques de nature paralytique.

D'autres fois, il s'agit d'obstacles purement matériels, s'opposant mécaniquement à la juxtaposition des aryténoïdes.

Ces troubles mécaniques doivent, à leur tour, comprendre deux catégories bien distinctes, suivant qu'il est question de lésions articulaires, ou d'obstacles situés en dehors de l'articulation.

1° *Lésions articulaires*. — Les mouvements qui ont pour but le rapprochement des apophyses vocales, au moment de la phonation ou de l'effort, se passent l'un et l'autre dans l'articulation crico-aryténoïdienne. L'un, mouvement de translation en masse, fait cheminer transversalement les deux aryténoïdes l'un vers l'autre, sur l'arête supérieure, oblique, du chaton cricoïdien. L'autre rapproche les apophyses vocales, par une rotation des aryténoïdes autour d'un axe sensiblement vertical. Chacun de ces deux mouvements peut être compromis, parfois même entièrement supprimé, par les arthropathies ary-cricoïdiennes.

On ne peut que s'étonner du peu d'attention que les anciens pathologistes ont prêté à ces altérations articulaires, dans l'interprétation pathogénique des troubles moteurs du larynx. Semon, qui a dépouillé avec un soin scrupuleux la littérature de cette question, et rassemblé tout ce qui a été écrit sur le sujet dans les traités de laryngologie ou dans les mémoires originaux, réunit à grand'peine un petit nombre d'observations ou d'allusions très vagues à cette éventualité anatomo-pathologique. On trouvera cet historique très complet dans son mémoire de 1880 [1].

Il faut arriver jusqu'à ce travail de Semon, pour trouver une étude méthodique et détaillée sur les altérations, démon-

---

[1] Félix SEMON. *On mechanical impairments of the functions of the crico-arytenoid articulation (especially true and false anchylosis and luxation), with some remarks on perichondritis of the laryngeal cartilages.* Medical Times and Gazette, volume II, 1880.

trées ou probables, de l'articulation crico-aryténoïdienne.
Jusque-là, tous les cas où l'on trouvait les cordes vocales
plus ou moins immobilisées, étaient invariablement ratta-
chés à l'idée de paralysie ; dans les autopsies, toutes les
recherches étaient dirigées vers le système nerveux. Sans
doute, dans le plus grand nombre des faits, on trouvait de
ce côté, soit sur le trajet des troncs, soit dans les centres,
l'explication cherchée du trouble observé pendant la vie ;
mais il restait un grand nombre de cas où l'examen anatomo-pathologique, dirigé dans ce sens, était absolument
muet. Pour sauver les apparences et cacher, comme on
pouvait, cette lacune de nos connaissances, on s'était résigné
à catégoriser ces faits incertains dans le chapitre hospitalier
des paralysies rhumatismales, ou bien à en faire (Mackenzie)
des altérations myopathiques primitives.

C'est ce résidu de cas inexpliqués par l'anatomo-patho-
logie classique, dont Semon a proposé de rapporter au
moins une part à des désordres variés de l'articulation ary-
cricoïdienne, qu'on n'avait pas songé jusque-là à interroger
d'une façon sérieuse.

Sans apporter beaucoup de faits à l'appui de cette idée
très neuve, qui comble évidemment un vide incommode
dans la pathologie laryngée, il en montre la vraisemblance
théorique avec une conviction qui entraine.

Pourquoi cette articulation, qui est en somme, dans sa
petite taille, une diarthrose aussi complète que tout autre,
ne présenterait-elle pas les mêmes altérations morbides que
l'articulation de la hanche ou du genou? Elle y semble
particulièrement exposée par sa situation superficielle, par
la fréquence des lésions dont la muqueuse inter-aryténoïdienne est le siège préféré (laryngite chronique, syphilis,
tuberculose), par l'envahissement fréquent des cartilages
dans la plupart des affections laryngées, enfin par la position dangereuse qu'elle occupe, située, comme elle est, juste

au point de jonction des voies aériennes et de l'œsophage, partageant, par ce fait, et les chances de traumatisme et les vicissitudes morbides de ces deux conduits.

Les lésions qui s'observent dans l'articulation crico-aryténoïdienne sont le plus fréquemment des inflammations secondaires, consécutives à des altérations locales (laryngites chroniques, périchondrites) ou à des affections générales (fièvre typhoïde, variole, diphtérie, syphilis, tuberculose), mais rien ne prouve absolument que les arthrites de ce siège ne puissent être, en certains cas, primitives et essentielles ; c'est là sans doute, bien plus que dans le tissu musculaire, qu'il conviendrait, en tous les cas, de localiser les manifestations laryngées du rhumatisme, si tant est que ces localisations existent.

Etant donnée la suprême importance fonctionnelle de cette petite articulation, où se passent à la fois tous les mouvements respiratoires et une partie des mouvements vocaux du larynx, toute la gravité de ses altérations réside dans les troubles mécaniques qui en sont la conséquence. Bien qu'on ait signalé parfois la luxation de l'aryténoïde sur la facette cricoïdienne, ce qu'on trouve presque toujours, c'est l'ankylose, incomplète ou totale, immobilisant, à des degrés divers, le cartilage aryténoïde et la corde vocale dont il est le support.

La position dans laquelle est fixé le cartilage commande, on le comprend, la forme du tableau morbide : atrésie de la glotte et phénomènes de suffocation, si les cordes sont arrêtées en adduction ; absence de symptômes respiratoires, si la glotte reste largement ouverte. Mais les troubles vocaux sont inévitables dans les deux cas. Même en supposant le cartilage fixé dans une attitude d'adduction conciliable avec l'émission vocale, son immobilité s'oppose aux changements alternatifs qu'exigent les modulations vocales. Aussi, voit-on les symptômes dysphoniques notés dans la plupart des observations : bien que Semon admette la possibilité de leur absence, on imagine difficilement la persistance d'une voix normale avec l'ankylose, même incomplète, de l'articulation crico-aryténoïdienne, si l'on songe au rôle capital de cette articulation, non seulement dans les mouvements d'adduction, mais dans la tension des cordes (redressement des aryténoïdes sur le cricoïde par le crico-aryténoïdien postérieur, voir page 21).

En somme, cette question des arthrites et des ankyloses ary-cricoïdiennes, et de leur participation probable à la pathogénie des troubles laryngo-moteurs, représente un chapitre encore neuf, qui demande à être complété de deux façons : par l'examen méthodique et délibéré de cette articulation, dans toutes les autopsies où l'on a la moindre raison pour y soupçonner quelque chose ; par l'exploration très attentive de la région aryténoïdienne sur le vivant, dans tous les cas de paralysie laryngée dont on ne découvre pas l'origine. La méthode que vient d'indiquer Killian, au congrès d'Heidelberg (1889), pour explorer la paroi postérieure du larynx, peut fournir. à ce point de vue, des renseignements précieux, et mérite d'être appliquée, malgré les difficultés matérielles de son exécution.

2° *Lésions péri-articulaires mettant obstacle à l'adduction.* — Nous avons déjà signalé deux mécanismes différents, suivants lesquels les tuméfactions du larynx (gonflement inflammatoire, néoplasmes) compromettent la phonation : tantôt c'est en arrêtant, par simple contact. les vibrations vocales, tantôt en empêchant le passage ou l'écoulement régulier du courant gazeux générateur de ces vibrations. Or, ces lésions de voisinage, étrangères aux cordes vocales, étrangères aux articulations, étrangères à l'appareil musculaire, ont encore cependant une troisième façon de nuire : c'est par l'obstacle qu'elles apportent au rapprochement des aryténoïdes ou à leur mouvement de rotation, par suite, à la juxtaposition des cordes nécessaire à l'adaptation phonatoire de l'orifice glottique.

Les tumeurs d'un certain volume peuvent, quel que soit leur siège, arriver à ce résultat, maintenir la lumière du larynx continuellement béante et déformée. Mais, quand elles siègent dans la région inter-aryténoïdienne, les productions pathologiques n'ont pas besoin, pour gêner les mouvements normaux, d'atteindre un grand volume : un simple pli de la muqueuse œdématiée ou épaissie, une de ces saillies papilliformes, qu'on observe si fréquemment au début de la tuberculose, suffit, en cette région, pour constituer un obstacle mécanique sérieux au mouvement adducteur et empêcher l'affrontement exact des deux aryténoïdes sur la ligne médiane ; la glotte reste ouverte, en forme de triangle, dans sa portion cartilagineuse, et réalise l'image bien connue de la paralysie de l'ary-aryténoïdien.

L'épaississement diffus de la muqueuse par un exsudat inflammatoire ou par un tissu néoformé, la présence d'une cicatrice inextensible, peuvent, par un mécanisme analogue, limiter ou anéantir les mouvements de l'articulation crico-aryténoïdienne et simuler une ankylose. Elles ne se bornent pas d'ailleurs à la simuler ; elles peuvent parfaitement la produire, par le seul fait de l'immobilisation articulaire qu'elles entraînent, et, d'ankyloses fausses, devenir à la longue des ankyloses vraies.

PARALYSIES MUSCULAIRES. — Tous les muscles du larynx apportent, nous l'avons montré, leur contingent d'activité à l'accomplissement de la phonation, qui représente, en définitive, la véritable destinée de l'organe. Si l'un d'entre eux (crico-aryténoïdien postérieur) ajoute, à ses attributions vocales, un emploi secondaire dans les fonctions respiratoires, il accomplit ce rôle par surcroît ; il dépense, sans contredit, bien plus d'activité pour répondre à l'effort de

tension du crico-thyroïdien, que pour déplacer les cordes
d'un angle de quelques degrés pendant la phase respiratoire.

Donc, chaque muscle du larynx a son rôle à remplir dans
la fonction vocale : les uns (ary-aryténoïdien, crico-aryténoïdien latéral, crico-aryténoïdien postérieur, thyro-aryténoïdien) mettent au point les dimensions transversales de
la glotte. Les autres, véritables modulateurs des sons (crico-
thyroïdien, crico-aryténoïdien postérieur), président à la
tension des cordes ; les autres, à leur relâchement actif
(thyro-aryténoïdien). Plus d'un, parmi ces muscles, dans
cette entente pour un but commun, remplit, comme on le
voit, alternativement ou simultanément, deux rôles différents et parfois opposés, par une sorte de cumul dont la
nature est coutumière : le crico-aryténoïdien postérieur,
abducteur quand l'organe respire, devient, aussitôt qu'il
parle, adducteur et, de plus, tenseur ; le thyro-aryténoïdien est abducteur, et relâche les cordes ; le crico-thyroïdien les tend, et parfait l'occlusion de la glotte ligamenteuse.

Toute paralysie laryngée, quel que soit le groupe musculaire, quel que soit le muscle qu'elle atteint, et ne touchât-
elle qu'un faisceau isolé, devra, d'après ce qui précède,
retentir plus ou moins sur la phonation. La distinction,
longtemps admise, entre paralysies vocales et paralysies
respiratoires est donc, à ce point de vue, insuffisante et
mensongère, si l'on veut s'en tenir à la stricte acception des
mots. Sans doute, il est des formes où les symptômes de
suffocation dominent, d'autres où ce sont les troubles phonateurs ; mais, s'il est des paralysies exclusivement vocales,
il n'en existe pas qui soient uniquement respiratoires, pour
la bonne raison qu'il n'y a pas de muscle purement respirateur. Le crico-aryténoïdien postérieur lui-même, étant

un muscle à deux usages, sa suppression fonctionnelle entraine forcément un tableau clinique à doubles symptômes. Et c'est avec la plus juste raison que Jelenffy a protesté contre cette opinion fausse, et partout acceptée, que « la paralysie *vraie* du crico-aryténoïdien postérieur, si désastreuse pour la respiration, ne touche pas à la fonction vocale. » En réalité, cette paralysie vraie, dans les cas très rares où on l'observe, ne laisse nullement la voix indemne : en supprimant, à la partie postérieure des cordes, la contre-extension, aussi nécessaire que l'extension même, elle fait disparaître la faculté de moduler les sons, au même titre et au même degré que la paralysie du crico-thyroïdien, laquelle supprime la tension à l'extrémité antérieure. Ce qui a perpétué si longtemps cette croyance à l'existence exclusive des phénomènes respiratoires dans la « paralysie des abducteurs, » c'est qu'on a décrit, sous ce nom, deux choses différentes et longtemps confondues : d'abord la paralysie *vraie* du crico-aryténoïdien postérieur, où l'on trouve, quand on les cherche, tout au moins dans la voix chantée, des troubles phonateurs évidents ; en second lieu, un état spasmodique portant sur tout l'appareil musculaire laryngé, parce qu'il résulte le plus souvent de l'irritation totale des récurrents, mais s'exprimant cliniquement par la prédominance continue du groupe musculaire le plus puissant, par le spasme des adducteurs. C'est ce spasme des adducteurs qui a consacré si longtemps la croyance à l'existence d'une paralysie respiratoire sans mélange de symptômes vocaux : la dyspnée paroxystique sans dysphonie, qui caractérise le spasme des adducteurs, avait été confondue avec la paralysie des abducteurs, qui produit aussi des troubles respiratoires, mais s'accompagne de troubles vocaux ; or, les deux formes morbides n'ont de commun que l'aspect clinique de leurs accidents dyspnéiques, dont le mécanisme pathogénique est d'ailleurs. dans chacune d'elles, diamétralement opposé. C'est le mérite de Krause[1] d'avoir nettement dégagé l'indépendance de ces deux états morbides, confondus depuis Gerhardt, sous le nom de « paralysie des abducteurs », qui ne convient qu'à l'un d'entre eux.

Ce fait étant bien établi, qu'il n'est pas de paralysie laryngée sans troubles vocaux, il faut reconnaître pourtant que ces troubles varient, dans leur degré et dans leur forme même, suivant que la paralysie atteint tel groupe musculaire ou tel muscle isolé.

Si, tenant compte uniquement de la forme de dysphonie qu'elles engendrent, on essaie de classer, à ce point de vue, les affections paralytiques du larynx, on peut les diviser en trois grandes catégories, celles des tenseurs, celles du muscle relâcheur des cordes, celles des adducteurs.

1° *Paralysie des tenseurs.* — Ce premier groupe embrasse les paralysies isolées ou associées du crico-thyroïdien et du crico-aryténoïdien postérieur. Celle du crico-thyroïdien est une paralysie vocale pure. Celle du crico-aryténoïdien postérieur ajoute aux désordres vocaux les phénomènes respiratoires que l'on connaît, et qui dominent la scène morbide dans la paralysie vraie des abducteurs.

Il est à remarquer, d'ailleurs, qu'au point de vue des effets dysphoniques, la paralysie d'un seul de ces deux muscles est à peu près aussi funeste à la voix que la suppression de tous les deux, et ce serait une erreur de croire que l'un peut suppléer à l'absence de l'autre : le survivant, privé de l'action contre-extensive qu'il doit normalement rencontrer à l'autre extrémité de la corde, voit en effet, par

---

[1] *Experimentelle Untersuchungen und Studien ueber Contracturen der Stimmbandmuskeln.* Virchow's Archiv für pathologische Anatomie und Physiologie, t. LXXXXVIII, 1884. — *Ueber die Adductorencontractur (vulgo Posticuslaehmung) der Stimmbænder.* Virchow's Archiv. t. CII, 1885.

ce fait seul, sa contraction rester inefficace, et n'exerce plus
sur la corde aucun effet de tension utile.

La paralysie des tenseurs est, avant tout, une paralysie
du chant. Elle compromet surtout les notes élevées et peut
laisser la voix parlée relativement intacte, si la tension est
encore suffisante au maintien de l'intonation normale,
c'est-à-dire à l'intervalle diatonique de trois ou quatre notes,
au plus, qui suffit aux modulations de la parole ordinaire.

2° *Paralysie du muscle relâcheur.* — Contrairement à
la forme précédente, la paralysie du thyro-aryténoïdien
atteint principalement les notes basses, puisqu'elle supprime
le relâchement actif de la corde et laisse prédominer, sans
contre-poids, l'action des tenseurs.

C'est peut-être à cette variété de paralysie dissociée qu'il
faut rapporter certaines formes de dysphonie dans lesquelles la tonalité de la voix est anormalement élevée, et en
particulier les troubles décrits sous le nom de *voix eunu-
choïde.* Bien mieux, si l'on accepte l'idée de Lermoyez[1],
qui fait de l'intervention du thyro-aryténoïdien la condition
essentielle de la production des notes de poitrine, il semble
que les sujets privés de l'action de ce muscle ne seraient
plus capables de parler ni de chanter autrement qu'en
fausset.

3° *Paralysie des adducteurs.* — La glotte, avons-nous
vu, se ferme par un double mécanisme : 1° la rotation des
aryténoïdes, en mouvement de sonnette, qui réunit, sur la
ligne médiane, les deux apophyses vocales et ferme la
glotte ligamenteuse ; 2° le rapprochement transversal des
deux cartilages, qui complète l'occlusion de la glotte dans
sa partie postérieure. A chacun de ces mouvements président des muscles particuliers : le crico-aryténoïdien latéral,
qui est un muscle pair (adducteur latéral), commande essentiellement le mouvement de rotation ; l'ary-aryténoïdien,

[1] *Etude expérimentale sur la phonation*, p. 164 et suiv.

unique, impair et médian (adducteur central), assure la
juxtaposition médiane des deux cartilages.

La paralysie de ces deux muscles est, le plus souvent,
associée. Liée presque toujours à des troubles nerveux cen-
traux (paralysies hystériques), ou reléguée par notre igno-
rance dans la vague catégorie des paralysies fonctionnelles,
des lésions myopathiques ou des paralysies rhumatismales,
cette localisation des troubles paralytiques aux muscles
adducteurs ne s'observe presque jamais à la suite des
lésions matérielles de l'appareil nerveux du larynx (théorème de Rosenbach-Semon)[1].

Quand les deux muscles sont paralysés à la fois, ce qui,
je le répète, est le cas ordinaire, la glotte reste béante dans
toute sa longueur ; ses lèvres forment, même dans la phonation, un triangle dont le sommet répond à l'attache thyroïdienne des cordes, et dont la base postérieure est une
ligne transversale unissant les aryténoïdes continuellement
écartés l'un de l'autre.

Ce qui fait défaut, dans ce cas, ce n'est plus la tension
des cordes, c'est leur juxtaposition, qui ne doit, à l'état
normal, laisser entre leurs bords, au moment de la phonation, qu'une fente étroite à travers laquelle la pression
expiratoire exprime, pour ainsi dire, en détail, la réserve
aérienne sous-glottique. Si la glotte reste ouverte pendant
l'effort vocal, on comprend aisément ce qui va se produire :

---

[1] O. ROSENBACH. *Zur Lehre von der doppelseitiger totalen
Lœhmung des Nerv. laryngeus inferior (recurrens)*. Breslauer
œrztliche Zeitschrift, nᵒˢ 2 et 3, janvier 1880.

F. SEMON. *Clinical remarks on the proclivity of the abductor
fibres of the recurrent laryngeal nerve to become affected sooner
than the adductor fibres, or even exclusively, in cases of undoubted
central or peripheral injury or disease of the roots or trunks of
the pneumogastric, spinal accessory or recurrent nerves.* Archives
of Laryngology, juillet 1881, vol. II, nᵒ 3.

*Ueber die Lœhmung der einzelnen Fasergattungen des Nervus
lar. inf. (recurrens).* Berliner klinische Wochenschrift, 1883, nᵒˢ
46-49.

l'air pulmonaire, trouvant un passage largement ouvert, s'échappe sans pression et fuit en abondance au moindre effort expiratoire, sans ébranler les bords de l'orifice. Si le malade essaie de parler, il est forcé de compenser, par une accélération incessante du renouvellement gazeux inspiratoire, ce dérèglement de la dépense. Chaque langue a trouvé une locution significative pour exprimer ce fait : c'est le *leakage of air* des Anglais, *le Luftverschwendung* des Allemands. Ce *coulage,* ce *gaspillage* de la provision d'air sous-glottique supprime la tension gazeuse à l'intérieur des cavités respiratoires, comme il arriverait pour une cornemuse dont le réservoir serait percé.

Poussée à sa limite extrême, cette incontinence aérienne affaiblit le courant gazeux, jusqu'à supprimer toute vibration des cordes, et entraîne l'aphonie totale. Dans les cas qui permettent encore une occlusion relative de l'orifice (formes incomplètes ou unilatérales), la fonction vocale n'est pas entièrement abolie ; et ce sont précisément ces formes imparfaites, qui permettent de préciser les caractères particuliers de cette variété de dysphonie.

Si l'on compare ces caractères à ceux de la paralysie des tenseurs, on constate très nettement que ce n'est pas, dans les deux cas, le même élément fonctionnel qui est troublé. Ce qui faisait défaut, dans le premier, c'était la capacité de produire des sons élevés ; la voix était rauque, abaissée, mais pouvait avoir en partie, parfois même intégralement, conservé son intensité. Ce qui manque au contraire ici, c'est la force de l'émission ; la voix est faible, essoufflée, ne s'entend guère plus que la voix chuchotée ; encore, pour obtenir ce résultat imparfait, le malade est-il obligé de faire une dépense d'air excessive et de renouveler, à chaque instant, sa réserve ; c'est pourquoi la voix n'est pas seulement affaiblie, elle est encore anhélante, entrecoupée à chaque instant d'efforts inspiratoires, qui donnent, à la parole de ces malades, un caractère intermittent et saccadé, suffisant pour les faire reconnaître.

Les paralysies portant isolément sur l'un ou l'autre des deux groupes adducteurs sont de véritables raretés. Celle du crico-aryténoïdien latéral surtout ne s'observe presque jamais, et l'on compte les cas authentiques qui en ont été rapportés. Toutefois, les faits de E. C. Morgan[1], Trifiletti[2], Donaldson[3], Heymann[4], Fletcher-Ingals[5], en sont des exemples bien nets. Un peu moins complets que dans la variété précédente, les phénomènes dysphoniques sont exactement de même nature : faiblesse vocale par excès de dépense aérienne. Quant à la forme de la glotte, elle devient celle d'un losange allongé, au lieu d'être, comme tout à l'heure, un triangle à sommet antérieur. Cette différence est due à la persistance d'action, dans ce cas, de l'ary-aryténoïdien : c'est lui qui, rapprochant les aryténoïdes en arrière, infléchit en dedans la partie postérieure des côtés du grand triangle glottique, et forme, par cette brisure, les côtés postérieurs du losange dont nous parlons.

La paralysie isolée de l'ary-aryténoïdien, un peu moins rare que la précédente, n'appartient pourtant pas non plus à la clinique courante. Toutefois, l'opinion s'est beaucoup modifiée sur sa fréquence depuis quelques années. Au

[1] J. of the amer. med. assoc. Dec. 1884.

[2] ALESSANDRO TRIFILETTI. *Valore della diagnosi clinica in un caso di paralisi dell' adduttore della corda vocale sinistra.* — Archivii italiani di Laringologia. Anno VI, 1886, fasc. 3 et 4, pp. 147-153.

[3] FRANK DONALDSON. *Paralysis of the lateral adductor muscle of the larynx, a unique case.* — New-York medical Journal, 12 février 1887.

[4] PAUL HEYMANN. Soc. de méd. int. de Berlin, 6 févr. 1888.

[5] E FLETCHER-INGALS. *Peculiar cases of unilateral paralysis of the lateral crico-arytenoid muscle.* — Amer. lar. Assoc., Baltimore, 29-31 mai 1890.

moment où parurent l'article de Martel[1], celui de Lauga[2],
la thèse de Lecointre[3], cette affection était considérée
comme extrêmement rare. On n'en comptait (Lauga) que
14 cas dans la science. Depuis, elle a été l'objet de travaux
nombreux, parmi lesquels il faut citer ceux de Lermoyez[4],
de Masini[5], de Moure[6], de Proust et Tissier[7] ; et peu à peu
elle arrive à passer pour la plus fréquente et la mieux
définie des paralysies laryngées dissociées. La déformation de la glotte présente, dans ce cas, une troisième
apparence. Comme dans la première variété (paralysie
associée des crico-aryténoïdiens latéraux et de l'ary-aryténoïdien), elle a une forme triangulaire à base postérieure, puisque l'inactivité de l'ary-aryténoïdien laisse les
aryténoïdes écartés en arrière ; mais le rapprochement des
apophyses vocales (persistance de l'action du crico-aryténoïdien latéral) ferme la partie antérieure du grand
triangle glottique, et réduit la partie béante à un très petit
triangle, à peu près équilatéral, qui correspond à la glotte
cartilagineuse. En avant du sommet de ce triangle, s'étend

[1] MARTEL. *Paralysie de l'ary-aryténoïdien.* Annales des maladies de l'oreille, 1882, pp. 248-258.

[2] J. LAUGA. *Contribution à l'étude de la paralysie isolée du
muscle ary-aryténoïdien.* — Revue mensuelle de Laryngologie,
1er avril 1883, n° 4, pp. 105-115.

[3] LOUIS LECOINTRE. *Étude sur la paralysie isolée du muscle
ary-aryténoïdien.* Thèse inaugurale, Bordeaux, 1882.

[4] MARCEL LERMOYEZ. *Note critique à propos d'un cas de paralysie isolée et complète du muscle ary-aryténoïdien.* — Annales
des maladies de l'oreille, juillet 1885, n° 3, pp. 147-162.

[5] GIULIO MASINI. *Sopra un caso di paralisi isolata e completa
del muscolo aritenoideo.* — 12° Congresso dell'Associazione me-
dica Italiana. Pavia, 19-26 septembre 1887. Analysé in Archivii
ital. di Laringologia, janvier 1888, n° 1, p. 39.

[6] Société de laryngologie, 10 mai 1889.

[7] PROUST ET TISSIER. *Des paralysies du muscle ary-aryténoïdien.* Annales des maladies de l'oreille et du larynx, mai 1890,
n° 5, pp. 289-302.

la fente antéro-postérieure, qui correspond aux cordes vocales accolées[1].

Malgré le rapprochement parfait que présentent, dans ces conditions, les lèvres de la glotte ligamenteuse, la béance triangulaire de la glotte cartilagineuse laisse encore à l'air une fuite suffisante pour que l'aphonie en résulte, quand la paralysie de l'ary-aryténoïdien est totale. Si la lésion est incomplète, la voix persiste, mais affaiblie, haletante, pénible, et l'on observe, en somme, à un moindre degré, les symptômes que nous avons signalés en décrivant la paralysie associée des adducteurs latéraux et de l'adducteur central.

[1] Pour toutes ces variétés de déformation glottique, en rapport avec les paralysies dissociées, on consultera avec avantage le diagramme si connu d'Elsberg (Archives of Laryngology, vol. III, n° 3, 1er juillet 1882) et mieux encore celui que Massei vient de mettre au courant de l'état actuel de nos connaissances sur ces questions. (*Diagramma delle lesioni funzionali delle corde vocali*. Boll. delle malattie dell'orecchio, della gola e del naso, anno VIII, n° 1, 1890.)

CHAPITRE III

RÉPARTITION CLINIQUE DES DYSPHONIES
FORMES JUSTICIABLES DE LA MÉDICATION SULFUREUSE

I

Dans les pages qui précèdent, nous avons étudié le symptôme dysphonie en tant que phénomène acoustique. Puis nous avons analysé les différentes déviations morbides d'où procèdent les conditions physiques capables de le réaliser. Après avoir montré comment le larynx sain produit la voix normale, nous avons recherché les désordres divers qui font qu'un larynx malade produit des sons irréguliers ou ne produit plus aucun son. Pour mieux étudier le symptôme, nous l'avons, en quelque sorte, détaché des affections dont il fait partie, afin de l'examiner sous toutes ses faces, d'en faire en un mot, la physiologie pathologique minutieuse.

Maintenant que nous en connaissons le mécanisme, les formes variées, les modes de production multiples, nous devons replacer ce phénomène abstrait dans chacun des cadres morbides auxquels il appartient, l'envisager non plus comme manifestation physique, mais comme signe clinique, comme expression partielle d'un certain nombre de maladies qu'il doit nous aider à reconnaître, comme un symptôme enfin que nous devons chercher à guérir.

Cette partie de notre travail nous sera singulièrement facilitée par les considérations de pure théorie où nous nous sommes attardés à dessein, et qui vont maintenant porter pratiquement leurs fruits.

Sachant les conditions anatomo-physiologiques qui font les troubles vocaux, il nous devient aisé de rechercher, dans chaque état morbide, les circonstances pathologiques qui réalisent telle ou telle de ces conditions physiques, d'établir une sorte de parallélisme entre le symptôme, que nous connaissons, et la lésion, qu'il nous reste à étudier.

Il serait fort intéressant, sans doute, de poursuivre ce symptôme dysphonie dans toutes les affections où il se montre, c'est-à-dire à peu près dans le domaine entier de la pathologie laryngée. Mais je ne dois pas oublier que le but de ce travail est plus limité, qu'il ne s'agit pour le moment que de trier, parmi les autres, les variétés de troubles vocaux pour lesquels la médication sulfureuse forte est indiquée. Et c'est à quoi je bornerai les conclusions de cette étude.

Appliquant les données que nous avons acquises, à interpréter, dans chaque état morbide, la genèse du trouble vocal observé, nous établirons nos indications thérapeutiques sur cette base purement pathogénique, la seule sur laquelle se fondent les médications solides.

Entre le catarrheux du larynx, aphone parce que sa muqueuse est congestionnée, et le tuberculeux, aphone parce qu'il a perdu ses cordes vocales, il ne suffit pas, pour différencier les pronostics et varier les traitements, de considérer le signe aphonie en soi, car il est le même dans les deux cas ; il faut en pénétrer le mécanisme, préciser les désordres anatomiques auxquels il est lié, formuler son traitement d'après la cause et non d'après l'effet, sous peine de ne pas s'élever au-dessus de cet à-peu-près thérapeutique qui s'appelle la médication de symptômes.

II

Qu'elle soit aiguë ou chronique, l'inflammation simple de la muqueuse laryngée ne va jamais sans altérations vocales. Ce symptôme domine même à tel point le tableau clinique, qu'il est souvent le seul signe subjectif auquel le malade prête attention.

La dysphonie des laryngites n'a pas de caractères particuliers, ou plutôt elle peut les présenter tous, variant suivant l'âge de la maladie, suivant le degré des lésions, quelquefois suivant l'heure de la journée.

Depuis le plus léger enrouement jusqu'à la perte absolue de la voix, toutes les nuances de dysphonie s'observent dans ces affections, et nous le comprendrons sans peine quand nous aurons montré qu'elles peuvent réaliser à peu près tous les mécanismes étiologiques du symptôme, à l'exception peut-être des pertes de substance.

Les enrouements des laryngites simples présentent toutefois un caractère commun, qui peut suffire, en quelque cas, à révéler, sans autre examen, la bénignité relative de l'affection originelle. C'est leur allure intermittente et la faculté qu'ils possèdent de disparaître d'un instant à l'autre, pour revenir aussi subitement. L'expulsion d'un amas muqueux, un changement de température, l'ingestion d'une boisson chaude, l'application d'un simple badigeonnage ou l'emploi d'une pulvérisation, suffisent quelquefois pour ramener passagèrement la voix éteinte, et simuler une guérison d'un moment. Cela est vrai surtout pour les formes aiguës et pour le début des formes chroniques. Il est très digne de remarque que ces retours passagers de la voix (Mackenzie) se montrent principalement quand le

malade a parlé quelque peu, quand il a, comme on dit,
dérouillé son larynx. Mackenzie attribue cet effet favorable
à l'accélération que produisent les mouvements vocaux dans
la circulation capillaire et à la stimulation des extrémités
nerveuses. Mais ces bons moments de la voix sont toujours
de courte durée : la fatigue survient rapidement et ramène
bientôt la dysphonie au même degré qu'auparavant.

L'enrouement est presque toujours plus marqué le matin,
à cause des mucosités accumulées pendant la nuit. Quand
le malade les a expulsées, la voix redevient, durant les premières heures de la journée, relativement claire et parfois
tout à fait normale, pour reprendre son timbre voilé ou
s'éteindre complètement vers le soir, quand la fatigue a
congestionné la muqueuse.

Il arrive très fréquemment que l'organe, exempt de troubles appréciables dans la conversation ordinaire, ne s'altère
qu'au moment où l'on exige de lui un travail exagéré : le
chant, les efforts oratoires, la prédication ou les fatigues
de l'enseignement ramènent, dès qu'on veut les tenter, des
troubles qui restaient latents tant que le malade parlait de
sa voix habituelle. C'est le caractère particulier et découra-
geant de ces laryngites professionnelles, sur lesquelles nous
reviendrons, de se dissimuler quand le malade est au repos,
pour reparaître plus tenaces, chaque fois qu'il veut essayer
de reprendre, se croyant guéri, les occupations forcément
délaissées.

La forme des troubles vocaux, dans les inflammations
laryngées simples, varie suivant le siège et suivant la nature
des altérations dominantes :

Si la muqueuse est uniformément tuméfiée, le timbre
peut être seul atteint. La voix devient rauque, sourde,
cotonneuse, elle *ne porte plus;* l'effort exagéré des muscles
tenseurs amène promptement une sensation de fatigue douloureuse, d'autant plus impossible à vaincre, que ces muscles

eux-mêmes éprouvent la plupart du temps, du fait de la lésion muqueuse, un certain degré de parésie. Dès lors, la voix n'est plus seulement modifiée dans son timbre ; elle perd aussi de son étendue. Les extrémités des registres sont généralement les plus atteintes, et, bien que les notes basses puissent être, de leur côté, très aisément compromises (parésie du thyro-aryténoïdien), c'est presque toujours dans le haut que la voix souffre le plus. Dans quelques cas pourtant, les sons perdus appartiennent au medium ; deux ou trois notes consécutives ont disparu, tandis que les notes voisines sont relativement ou absolument intactes : il s'est fait, comme on dit, *un trou* dans la voix.

Il n'est pas possible de rapporter à une même altération, ni à un mécanisme unique et constant les troubles vocaux des laryngites simples. Isolés ou réunis, tous les modes pathogéniques que nous avons appris à connaître peuvent intervenir ici ; mais l'analyse laryngoscopique ne permet que très rarement de rattacher le trouble observé à sa cause anatomique, d'autant que cette cause est, le plus communé-ment, complexe. Il n'existe d'ailleurs, dans la plupart des cas, aucun rapport apparent entre la forme des lésions et la variété ou l'intensité du trouble vocal ; ce serait une espérance vaine de compter établir, sur la forme de l'en-rouement ou le caractère de l'aphonie, un diagnostic ana-tomique, même approximatif. A l'examen laryngoscopique, on est le plus souvent surpris de la disproportion qu'on trouve entre les désordres fonctionnels et les lésions ob-jectives. Tantôt c'est un malade aphone, qui montre à l'examen un organe presque normal. Tantôt ce sont des lésions profondes, que l'exploration visuelle est la première à constater. C'est que le laryngoscope ne nous montre que des lésions superficielles, matérielles ; il ne nous fait pas voir les troubles fonctionnels, les altérations dynamiques, les paralysies des muscles, les affections articulaires, qui

sont les causes les plus puissantes des désordres moteurs
aboutissant aux dysphonies.

L'inflammation de la muqueuse laryngée s'accompagne le
plus souvent d'un état parétique des muscles ; c'est une
application particulière de la loi de Stokes, d'après laquelle
l'inflammation des séreuses et des muqueuses entraine la
paralysie des muscles sous-jacents. Dans le larynx, les
muscles les plus exposés sont naturellement ceux qui sont
le plus rapprochés de la surface muqueuse, le thyro-aryténoïdien, l'ary-aryténoïdien. M. Moure [1] a beaucoup insisté
sur l'influence considérable de la paralysie de ce dernier
muscle dans les dysphonies d'origine inflammatoire, et croit
que les troubles vocaux relèvent plus souvent, dans les cas
de ce genre, des lésions du muscle, que de celles de la
muqueuse.

L'inflammation de la muqueuse ne retentit pas seulement sur les muscles qu'elle recouvre ; elle peut encore
influencer la nutrition des cartilages et produire des lésions
périchondritiques entrainant à leur tour, par inflammation
de voisinage, de véritables arthrites crico-aryténoïdiennes.
Semon, qui s'est fait, nous l'avons vu (v. page 57), le cham-
pion convaincu de l'intervention fréquente des altérations
articulaires dans les troubles moteurs du larynx, explique
comme il suit l'enchainement des lésions dans le cas de
laryngite chronique : l'inflammation des parties molles
détermine un épaississement du périchondre au niveau des
aryténoïdes et de la facette supérieure du cricoïde ; cet épaississement, joint à l'arthrite ary-cricoïdienne survenue par
propagation, entraine, soit par ankylose vraie, soit par simple
immobilisation périphérique, les troubles de motilité dont

---

[1] *Considérations cliniques sur les troubles de la voix dans la
laryngite catarrhale aiguë.* Association française pour l'avance-
ment des Sciences. Congrès de Toulouse, 1887. Séance du 24 septembre.

nous avons décrit ailleurs la nature et les conséquences. Quoique l'existence de cette périchondrite secondaire ne soit pas directement démontrée, Semon ne la met pas en doute et compare cette altération du squelette cartilagineux à la périostite qui complique les ulcérations de la jambe [1].

Outre les troubles qu'elle entraine dans les fonctions de l'appareil moteur, l'inflammation de la muqueuse exerce, d'autre part, une action plus directe dans la production des troubles de la voix. Les pertes de substance sont, on le sait, si absolument exceptionnelles dans les cas, même les plus intenses, de laryngite simple, qu'il n'y a pas lieu d'en tenir compte ici. Mais la muqueuse épaissie, rendue rigide et inextensible par un état inflammatoire prolongé, oppose à l'allongement des cordes un obstacle qui augmente le sur-menage des muscles ; elle interpose, entre les aryténoïdes, des plis qui gênent le rapprochement des cartilages ; elle accumule les sécrétions sur les parties vibrantes et empêche, par les inégalités de sa surface, le régulier écoulement du courant gazeux.

Quoique l'inflammation catarrhale semble être, anato-miquement, la plus simple, la plus homogène des affec-tions laryngées, on voit cependant qu'elle produit tous les mécanismes de la dysphonie : lésions de la partie vibrante, et surtout de son enveloppe muqueuse ; lésions de l'appareil moteur dans chacune de ses parties, muscles et articulations. Le plus souvent, toutes ces causes se trouvent réunies, en proportions inégales et variables, s'associant pour aboutir à la réalisation du symptôme total. Mais il n'en reste pas moins vrai que toutes ces lésions partent de la muqueuse. Paralysies musculaires, altérations des carti-lages, arthrites crico-aryténoïdiennes, tous ces désordres profonds ont pour origine première une simple altération

---

[1] Note à la traduction allemande du traité de Mackenzie, *Die Krankheiten des Halses und der Nase*, trad. Semon, p. 390.

de surface, et c'est précisément par là qu'ils sont acces-
sibles à notre intervention : les dysphonies de cette cause
relèvent à tous leurs degrés, à toutes leurs périodes, des
traitements locaux dont la médication sulfureuse est un des
modes les plus puissants, et c'est ce qui m'a décidé à les
placer en tête de ce chapitre.

III

TROUBLES VOCAUX CHEZ LES TUBERCULEUX

La tuberculose est, de toutes les maladies du larynx, celle
qui l'atteint le plus profondément dans sa fonction vocale.
Ni les inflammations catarrhales, ni la syphilis, ni les néoplasmes bénins, ne s'accompagnent de troubles phonateurs
aussi constants, aussi graves, aussi précoces.

Mackenzie, qui a étudié comparativement, sur une série
de 500 malades, la proportion relative des différents symptômes, dans la tuberculose laryngée, a trouvé que 460 de
ces 500 sujets présentaient des altérations de la voix : 337
n'offraient que des degrés variés de dysphonie, 123 étaient
complètement aphones. C'est donc une proportion de 92 %
qui exprimerait la fréquence de ce symptôme. Aucune
autre manifestation clinique ne se montre, à beaucoup
près, aussi constante dans la statistique de Mackenzie : ni
la dyspnée grave (11 cas, 3 trachéotomies), ni la dysphagie
(151 cas), ni même la toux (427 cas) ou la « respiration
courte dans les exercices violents » (415 cas).

D'ailleurs, ces désordres vocaux ne s'observent pas seulement chez les tuberculeux atteints de lésions laryngées.
Quoique plus rarement, on les rencontre aussi chez les phtisiques pulmonaires, dont le larynx ne présente aucune altération anatomique. J'emprunte encore à Mackenzie une
indication numérique, qui nous permettra d'évaluer en

chiffres la fréquence du symptôme dysphonie dans cette nouvelle catégorie de faits :

Sur 100 tuberculeux du poumon, examinés par lui au London Hospital, et chez lesquels il constata l'absence de toute lésion laryngée apparente, la voix se trouva atteinte, d'une façon passagère ou persistante, dans 37 cas. Cette proportion de plus d'un dysphone sur 3, dans une catégories de malades dont le larynx est matériellement indemne, doit paraître considérable ; mais nous en aurons bientôt l'explication, quand nous étudierons les troubles fonctionnels que le larynx peut subir à distance, par la voie de ses nerfs moteurs, et sans altération de son propre tissu.

Ce fait paradoxal de symptômes laryngés existant sans lésions du larynx n'est pas spécial aux tuberculeux pulmonaires ; dans la phtisie laryngée elle-même, l'enrouement précède parfois l'apparition de toute lésion locale appréciable. La dysphonie, en ces deux circonstances, reconnaît d'ailleurs une même origine (adénopathies, névrites), et les deux cas appartiennent au groupe commun des troubles vocaux fonctionnels ; tuberculeux du larynx au début, qui n'ont pas encore de lésions laryngées, et tuberculeux du poumon, qui n'en auront jamais, se confondent absolument pour nous, qui ne voulons chercher que l'origine extra-laryngée de leur enrouement ou de leur aphonie.

Evolution et forme des troubles vocaux chez les tuberculeux.

Dans la tuberculose laryngée imminente, et bien souvent aussi dans la tuberculose pulmonaire, l'enrouement est un avant-coureur, qui précède quelquefois de très loin l'apparition des autres signes ; les altérations précoces de la voix possèdent, dans le diagnostic de la phtisie du larynx, une importance prémonitoire de premier ordre.

Ce n'est d'abord qu'un trouble léger, un enrouement qu'il faut chercher, et dont le patient pense à peine à se plaindre. Sa voix est un peu couverte, la tonalité en est très légèrement abaissée ; mais il y songe d'autant moins, que ces troubles sont passagers et n'apparaissent que dans certaines circonstances, à certains moments de la journée. L'impression subite du froid ou le séjour dans une chambre chaude, un effort de parole, une conversation trop animée, amènent invariablement ce timbre voilé et cette voix un peu basse, qui finit par étonner l'entourage du malade, plutôt par sa persistance que par sa gravité même.

Mais c'est surtout dans la voix chantée, que les désordres se manifestent. Un jour, le sujet s'aperçoit qu'il lui manque une ou plusieurs de ses notes élevées, que celles qui lui restent sont moins pures, moins facilement émises, qu'il a perdu la douceur des sons, la flexibilité de l'organe, la faculté des nuances et des demi-teintes. Lorsqu'il s'agit d'un chanteur de profession, l'état pathologique est, dès ce moment, constitué, et le patient ne s'y méprend guère : si son larynx est encore indemne, il sent très bien que sa voix est déjà malade.

Peu à peu, lentement, ces troubles s'exagèrent ; surtout ils deviennent continus ; ils ne sont plus entrecoupés de ces phases d'état normal où du moins la voix parlée retrouvait ses qualités ordinaires. Maintenant, l'enrouement est permanent, la voix est basse, rude, rauque ; elle devient grossière et sourde, affaiblie surtout, et comme soufflante. Ce caractère, joint à l'anhélation légère, à la gêne respiratoire qu'ajoute souvent, aux désordres purement phoniques, l'infiltration commençante du poumon, donne, à la voix du tuberculeux au début, un caractère inoubliable.

Si l'on pratique, à ce moment, l'examen du larynx, il se peut que les lésions locales soient encore absolument nulles, du moins en disproportion flagrante avec la gravité déjà menaçante du symptôme. Il se peut, au contraire, que l'on soit surpris, dès ce moment, de l'étendue des altérations, et que les délabrements constatés semblent inconciliables avec l'exercice, même très relatif, de la fonction vocale. C'est qu'il s'agit, dans le premier cas, de ces troubles fonctionnels dont nous allons apprendre à connaître le mécanisme. Dans le second, le siège des lésions (épiglotte, cordes vocales supérieures) explique leur bénignité relative.

A mesure que les lésions progressent, la voix s'affaiblit de jour en jour. Le faible éclat qu'elle gardait encore se voile de plus en plus, et, aux caractères que nous avons décrits, s'ajoute un trait tout à fait spécial à la dysphonie tuberculeuse, c'est l'irrégularité de l'émission vocale : la phrase, prononcée sur un ton sourd et presque éteint, s'entrecoupe subitement d'éclats rauques, tantôt bas et rappelant le bruit d'une éructation, tantôt surélevés et atteignant parfois le registre aigu du fausset. Quelquefois, c'est une syllabe, une série de sons, qui détonnent brusquement ou prennent tout à coup le caractère diphtonique. Parfois enfin, la phrase, commencée d'une façon passable, s'éteint, avant de s'achever, en une sorte de souffle à peine perceptible.

Ce caractère irrégulier, imprévu, ces hauts et ces bas dans la phrase du tuberculeux pourraient, au besoin, permettre de faire un diagnostic à l'oreille seule, si le laryngoscope ne rendait maintenant ces nuances inutiles.

La dysphonie du catarrheux laryngé, celle du syphilitique ne présentent jamais ce caractère : ceux-là poussent leur phrase avec la voix qu'ils ont, avec leur timbre rude et dur, mais toujours avec la même voix, avec le même timbre ; leur intonation présente même une monotonie qui les fait parler continuellement sur la même note, si toutefois le son qu'ils réalisent mérite encore cette désignation musicale.

6

Enfin, il arrive un moment, où, dans la voix du tuberculeux, toute sonorité se perd : c'est la période ultime de
l'aphonie complète. L'impression que donne cette voix
éteinte n'est pas celle de la voix chuchotée ordinaire, et il
est impossible à un sujet sain d'imiter, en parlant à voix
basse, la parole d'un tuberculeux aphone. C'est une sorte
de souffle faible et plaintif, beaucoup plus rude et plus
râpeux que n'est la voix basse ordinaire, entrecoupé
d'éclats et de chutes brusques. Le mot qui exprime le
mieux cette forme d'aphonie, — car il y a des nuances
même dans l'aphonie, — c'est l'expression qui vient à l'es-
prit de tous, quand on entend parler un tuberculeux : c'est
une voix soufflée.

Mécanisme des troubles vocaux chez les tuberculeux.

1° ALTÉRATIONS FONCTIONNELLES. — Nous avons vu que
les troubles vocaux ne trouvent pas toujours leur explication matérielle dans une altération visible de l'organe. Il
est un grand nombre de cas où l'on ne peut les rattacher
qu'à une altération fonctionnelle de l'appareil moteur.

Observant, en 1865, à Brompton Hospital, 200 malades
atteints de tuberculose laryngée avec des désordres vocaux,
Mackenzie trouva que, dans presque le tiers des cas, la
dysphonie ne dépendait que de la parésie des tenseurs et des
constricteurs de la glotte [1].

Dès 1834, Andral avait été frappé de la disproportion
entre les troubles vocaux observés chez certains tuberculeux et les lésions laryngées, nulles ou insignifiantes, qu'ils
présentaient à l'autopsie. Il avait constaté le fait sans en
préciser exactement la cause ; mais, par une véritable divi-
nation clinique, dont les travaux anatomo-pathologiques

MACKENZIE. *Hoarseness and loss of voice in relation to neuro-
muscular affections of the larynx.* 2ᵉ éd., 1878, p. 3.

modernes ont démontré la justesse, il rattachait déjà à une *influence nerveuse* ces désordres inexpliqués.

« N'oublions pas d'ailleurs, dit-il, que par le seul fait de l'influence nerveuse, la voix peut subir un grand nombre de modifications sous le rapport de sa force, de son timbre, de ses différents tons, sans que l'anatomie pathologique puisse en rendre compte en aucune manière [1], »

Cette « influence nerveuse » qu'Andral avait annoncée, nous savons maintenant qu'elle existe et nous en connaissons les causes matérielles. Il s'agit de troubles moteurs produits par des altérations à distance, qui frappent le larynx par l'intermédiaire de ses conducteurs nerveux.

Déjà Mandl, en 1860, dans un travail présenté à la Société d'Emulation [2], avait noté que les altérations de la voix, si fréquentes chez les phtisiques, sont, au premier et au deuxième degré, fréquemment indépendantes de toute altération organique appréciable. Elles lui parurent dépendre d'un trouble fonctionnel du nerf récurrent, dont il attribuait l'origine habituelle à la compression exercée sur ce tronc nerveux par le sommet pulmonaire induré. Ce qui démontrait, suivant lui, que le poumon était bien la cause de cette compression, c'est que le récurrent droit, plus exposé à la subir par le fait de ses rapports anatomiques, était effectivement beaucoup plus souvent atteint que le gauche : sur cinquante-deux tuberculeux, dont le poumon droit était malade d'une façon exclusive ou dominante, cinquante présentaient des troubles de la voix ; il n'y eut, au contraire, que deux cas de dysphonie sur trente sujets dont le poumon gauche était seul atteint.

Les recherches ultérieures ont vérifié entièrement la première partie de cette doctrine, j'entends l'explication des

[1] *Clinique médicale ou choix d'observations recueillies à l'hôpital de la Charité,* 1834, p. 202.

[2] *Gaz. des Hôp.,* 23 juin 1860, n° 74, p. 294, et 10 janvier 1861, n° 4, p. 14.

troubles vocaux fonctionnels de la tuberculose par l'existence de lésions récurrentitielles. Mais on a reconnu d'autre
part que le contact du poumon infiltré n'était pas la cause
ordinaire de ces altérations nerveuses. Les lésions de voisinage qui retentissent le plus souvent sur les nerfs laryngés,
sont celles des ganglions, dont le récurrent est entouré
depuis son anse initiale jusqu'à sa pénétration sous le
constricteur inférieur du pharynx.

Les travaux de Gueneau de Mussy contribuèrent, tout
d'abord, à appeler, comme on sait, l'attention sur l'importance pathologique des ganglions trachéo-bronchiques, dont
la thèse de M. Baréty [1] précisa la description anatomique.
Mais c'est surtout à Krishaber [2], et plus encore à M. Gouguenheim, que revient le mérite d'avoir insisté sans relâche
sur l'importance de ces compressions ganglionnaires, dans
la pathogénie des troubles laryngés moteurs, spasmes respiratoires aussi bien que désordres vocaux.

Dès ses articles de 1878 [3], M. Gouguenheim avait montré
que la plupart des accidents dyspnéiques, attribués à
l'œdème de la glotte, sont produits, en réalité, par des
phénomènes spasmodiques dus à la compression des récurrents. Éclairé par une autopsie, faite à Lourcine, en 1881 [4],
il attribua cette compression à des ganglions très petits,
peu décrits, situés dans l'espace qui sépare l'œsophage de
la partie inférieure du larynx et de la partie supérieure de

---

[1] Adénopathie trachéo-bronchique. Th. inaug., Paris, 1874.

[2] Spasme glottique dans les lésions du récurrent. Société de
biologie, 6 novembre 1880.

— La glotte au point de vue des troubles respiratoires nerveux
chez l'adulte. Annales des maladies de l'oreille, septembre 1882.

[3] De l'œdème de la glotte. Gaz. hebd. de médec. et de chir., 26
juillet 1878, n° 30, p. 474-475.

— De l'œdème de la glotte dans la phtisie laryngée. Gaz. hebd.
de méd. et de chir., 15 nov. 1878, n° 46, p. 726-727.

— Société médicale des hôpitaux, 10 mai 1878.

[4] De l'adénopathie trachéo-laryngienne. Gaz. hebd. de méd. et
de chir., 9 septembre 1881, n° 36, p. 578-579.

la trachée. Enfin, dans un travail présenté à l'Académie de médecine, le 26 février 1884, en collaboration avec M. Leval-Piquechef. M. Gouguenheim[1] résuma le résultat de ses recherches sur les ganglions qu'il appela péri-trachéo-laryngiens ou récurrentitiels.

Beaucoup plus importants par leur situation et leurs rapports anatomiques que par leurs dimensions, ces ganglions accompagnent le récurrent dans tout son parcours ascendant intra-thoracique et cervical, plongés au milieu d'un tissu cellulaire lâche. Ils sont si peu développés à l'état sain, qu'on s'explique aisément pourquoi les traités d'anatomie normale passent entièrement leur description sous silence. Mais le gonflement qu'ils éprouvent presque toujours, chez les tuberculeux, les met en évidence et fait de cet état pathologique la véritable condition de leur étude.

M. Gouguenheim divise en trois groupes, verticalement superposés, cette chaîne ganglionnaire, dont la disposition générale est sujette d'ailleurs, il le reconnaît, à de grandes variétés individuelles : un groupe inférieur, qui me paraît n'être autre chose que la continuation supérieure du groupe pré-trachéo-bronchique de M. Baréty ; un groupe moyen, dont les éléments ne dépassent pas le volume d'une tête d'épingle ou d'un grain de chènevis ; un groupe supérieur enfin, qui avoisine en haut le récurrent, avant sa dissociation en branches terminales. Les figures qui accompagnent le mémoire de MM. Gouguenheim et Leval-Piquechef permettent de saisir aisément la disposition de ces trois pléiades ganglionnaires.

On comprend quel dangereux voisinage représente, pour le récurrent, cette chaîne lymphatique, dont les altérations sont à peu près constantes dans toutes les phases de la

[1] *Étude anatomique et pathologique des ganglions péri-trachéo-laryngiens.* Annales des maladies de l'oreille, mars 1884, nº 1, pp. 15-27 (avec figures).

tuberculose. Au début de l'affection, les ganglions n'offrent que de la congestion ; ils sont augmentés de volume, présentent une coloration variant du rouge clair au violet foncé ou noirâtre, mais conservent plus ou moins leur consistance normale. Plus tard, c'est la caséification, la fonte purulente, la dégénérescence calcaire de ces masses glanduleuses, dont chaque élément atteint parfois le volume d'une noisette ou d'une noix. Englobé au milieu de ces glandes, comprimé par elles ou irrité par leur voisinage, le récurrent éprouve des altérations inflammatoires et dégénératives, qui transforment profondément son tissu : les tubes nerveux s'atrophient, écrasés par la compression ou étouffés par les néoformations conjonctives ; les cylindres-axes disparaissent, et le tronc nerveux subit, en somme, tantôt les altérations de la névrite, tantôt celles de l'atrophie, le plus souvent les unes et les autres, d'une façon simultanée ou successive [1].

Suivant que l'un ou l'autre de ces deux processus existe seul ou prédomine, on comprend quelles variétés de troubles fonctionnels pourront se produire dans l'appareil musculaire innervé par le récurrent, c'est-à-dire dans tous les muscles du larynx, à l'exception du crico-thyroïdien. Ce seront tantôt les spasmes phoniques ou respiratoires [2], tantôt les paralysies diversement combinées, tantôt les simples parésies qui rendent l'adduction des cordes incomplète ou leur tension irrégulière.

Sans doute, il serait excessif de rapporter à cette origine

---

[1] Voir Gougnenheim et Tissier, *Phtisie laryngée*, p. 104-112.

[2] Gouguenheim. *Quelques réflexions à propos de l'affection dite paralysie des dilatateurs de la glotte, d'après un cas de cette affection*. Annales des maladies de l'oreille et du larynx. 1886, n° 1, p. 1-12.
Un cas de paralysie dite des crico-aryténoïdiens postérieurs. Trachéotomie. Tuberculose pulmonaire consécutive. Mort quinze mois après l'opération. Autopsie. Annales des maladies de l'oreille et du larynx. Sept. 1886, n° 9, p. 347.

tous les troubles vocaux observés au début de la tuberculose, et d'affirmer la compression du récurrent chaque fois qu'on ne peut pas trouver, dans le larynx même, l'explication matérielle d'un enrouement tenace. Mais c'est un mécanisme pathologique auquel il faut toujours songer et que mainte autopsie est venu confirmer, depuis qu'on cherche ces altérations ganglionnaires non seulement sur le vivant, où elles sont le plus souvent fort difficiles à reconnaître, mais encore et surtout à la table d'amphithéâtre.

2° LÉSIONS ANATOMIQUES. — Les altérations laryngées par lesquelles la tuberculose peut compromettre directement la fonction vocale de l'organe, présentent une extrême complexité. Mais si l'on se place uniquement au point de vue qui nous occupe, il est possible de les grouper toutes en deux catégories :

Les unes, lésions infiltrantes, altèrent ou suppriment les vibrations vocales en gênant leur accomplissement par un véritable excès de tissu ou par un changement de consistance des parties.

Les autres, lésions destructives, entament ou détruisent soit les parties vibrantes elles-mêmes, soit leurs supports cartilagineux, soit leur appareil musculaire.

Infiltration tuberculeuse. — C'est là, on n'en doute plus guère à présent, la lésion première et capitale de la phtisie laryngée, le point de départ de toutes les altérations ultérieures, ulcérations, nécroses des cartilages, désordres articulaires.

Formés, comme partout ailleurs, par des cellules enveloppées dans un tissu réticulaire, les infiltrats tuberculeux siègent dans la couche sous-muqueuse et forment des amas plus ou moins circonscrits, qui envahissent, avec une sorte de prédilection, et presque dans un ordre déterminé, telles régions de la surface laryngée.

C'est précisément du siège de ces infiltrations que dépend

leur action mécanique sur l'accomplissement de la fonction
vocale. On connaît l'aspect caractéristique de cette infiltration : ce sont des saillies régulières, des bourrelets tuméfiés,
de couleur grise, rosée ou jaunâtre, couverts d'une
muqueuse tendue et lisse. Les parties qui en sont le siège
subissent les déformations les plus diverses : les cordes
vocales supérieures, l'épiglotte doublent ou triplent d'épaisseur, les surfaces planes se couvrent de saillies, les aryténoïdes tuméfiés prennent l'aspect de masses pyriformes.

L'infiltration atteint rarement les cordes vocales inférieures, ou les atteint d'une façon plus tardive que les autres
parties du larynx. Il est rare, surtout au début, de voir aux
cordes vocales vraies cet aspect de bourrelets épais, que
prennent si souvent les cordes supérieures ou les replis
ary-épiglottiques. Il semble que le tissu des cordes inférieures se laisse, beaucoup moins facilement que les régions
plus lâches, pénétrer par l'infiltration cellulaire qui représente histologiquement le mode d'invasion de la matière
tuberculeuse. Dans les premières périodes de la maladie,
ce sont donc moins les altérations de leur propre substance,
que le gonflement des parties voisines, qui compromettent
l'activité des cordes. Nous verrons bientôt que les lésions
destructives procèdent d'une façon tout à fait opposée et
attaquent d'emblée l'élément vibrant dans son tissu même.

Après les plis ary-épiglottiques, qui sont le siège préféré
de l'infiltration tuberculeuse, aucune partie du larynx n'est
envahie d'une façon plus rapide et plus abondante que
les cordes vocales supérieures. Or, l'infiltration de cette
région agit sur la fonction vocale par un double mécanisme.

Épaissies suivant leur diamètre vertical, les cordes supérieures viennent reposer sur les inférieures et étouffent
leurs vibrations. En même temps, elles rétrécissent, oblitè-
rent parfois la cavité du ventricule, dont nous savons l'in-

fluence probable sur la qualité du son vocal. MM. Gouguenheim et Tissier[1] ont constaté, dans de nombreuses autopsies, que la poche ventriculaire, très souvent resserrée au niveau de son orifice ou amoindrie dans la partie qui en représente l'arrière cavité (infiltration des replis ary-épiglottiques), subit dans quelques cas une oblitération totale, soit par la soudure de ses parois (Heinze), soit par le refoulement de la muqueuse, repoussée en dedans par l'infiltration qui la soulève.

Les lésions de la région aryténoïdienne atteignent la fonction vocale plus aisément encore que les précédentes, mais elles agissent par un mécanisme différent : au lieu de compromettre les vibrations des cordes ou la perméabilité des ventricules, elles mettent obstacle aux mouvements des aryténoïdes. Quoique l'on ait décrit, comme pathognomonique de la phtisie laryngée commençante, le soulèvement pyriforme de la muqueuse aryténoïdienne, dont Heinze a comparé l'aspect à celui de deux pains de sucre accolés, l'infiltration tuberculeuse ne semble pas apparaître en cette région d'une façon particulièrement précoce, ni même s'y montrer plus souvent qu'ailleurs ; ce qu'on y observe avec une extrême fréquence, ce sont ces végétations polypiformes qui se produisent parfois de très bonne heure dans la tuberculose du larynx, et pour lesquelles la région aryténoïdienne représente un véritable lieu d'élection.

Lésions destructives. — Contrairement aux lésions d'infiltration, qui respectent le plus souvent les cordes vocales, les altérations ulcéreuses de la période avancée s'attaquent volontiers à cette partie importante de l'appareil.

Les ulcérations tuberculeuses ont leur siège préféré en un point particulier des cordes, au niveau de leur extrémité postérieure, vers leur attache à l'apophyse vocale : c'est de

---

[1] *Phtisie laryngée*, p. 64-65.

là que partent le plus souvent les lésions destructives qui
gagnent la corde entière. La muqueuse des rubans vocaux
perd son aspect nacré et brillant ; des taches dépolies couvrent sa surface, une teinte rouge générale l'envahit et
des échancrures en dents de scie entament peu à peu son
bord libre. Si l'on ajoute à ces lésions les altérations nécro-
siques qui détruisent les cartilages, ouvrent les articulations, les fontes purulentes qui désorganisent les parties
molles du larynx et disloquent sa charpente cartilagineuse,
on ne peut s'étonner des désordres profonds que la fonction
vocale subit dans les périodes ultimes de la phtisie laryngée.
Et cependant, malgré l'allure profondément destructive des
lésions tuberculeuses, il n'est pas absolument rare de rencontrer des malades qui continuent, au milieu des altérations
anatomiques les plus graves, à faire usage de leur larynx,
et à en faire un usage acceptable, non seulement pour
parler, mais pour chanter, pour discourir en public, pour
enseigner. Il y a, dans ce défaut de parallélisme qu'on
observe parfois entre les lésions et le symptôme, un fait
singulier, mais qui s'explique vraisemblablement par le
siège des altérations. L'épiglotte, les plis ary-épiglottiques
peuvent être profondément atteints, les cordes supérieures
largement ulcérées, pourvu que les rubans vocaux et les
articulations ary-cricoïdiennes soient relativement indemnes,
pourvu que l'appareil moteur ait gardé son activité, le
larynx peut encore, dans une certaine mesure, suffire à ses
fonctions, parce que sa partie profonde, sa partie proprement vocale, est restée plus ou moins intacte, au milieu de
la désorganisation des éléments accessoires.

Il n'est pas rare d'observer le retour complet de la voix
chez des tuberculeux qui sont restés, pendant un temps,
profondément dysphoniques, ou même entièrement aphones ;
et l'on ne saurait trop s'élever contre le préjugé très général
qui fait de l'aphonie tuberculeuse un symptôme irrémédiable

et définitif. Ces guérisons, plus ou moins durables, n'ont rien qui soit pour étonner dans les cas où il ne s'agit que d'altérations fonctionnelles, de compression nerveuse par hypertrophie ganglionnaire, de congestion de la muqueuse ou d'obstacle à l'occlusion glottique par des saillies poly-piformes inter-aryténoïdiennes, ultérieurement résorbées ou éliminées. Mais il n'est pas douteux non plus qu'on assiste parfois à la restauration de la fonction vocale chez des sujets dont le larynx a présenté des pertes de substance étendues et une destruction plus ou moins profonde des cordes vocales elles-mêmes. J'observe, depuis plus de quatre ans, un tuberculeux actuellement guéri de lésions laryngées profondément destructives et dont la cicatrisation se maintient parfaite, quoiqu'il persiste encore, dans les deux sommets, des indurations aujourd'hui stationnaires. Ce malade a présenté des ulcérations des deux cordes vocales, qui ont presque complètement détruit tout le bord libre de l'une d'elles, dans une largeur de deux millimètres au moins. Or, malgré ces désordres extraordinairement graves, et par leur étendue et par leur siège, la voix est revenue avec son timbre et son intensité presque normales. Le malade parle sans fatigue et peut crier assez haut pour se faire entendre à grande distance. La glotte cependant, complètement déformée, présente, pendant la phonation, l'aspect d'un orifice asymétrique et dont l'irrégularité semble, de prime abord, absolument inconciliable avec un exercice aussi relativement parfait de la fonction.

IV

DYSPHONIES DES SYPHILITIQUES

Les manifestations syphilitiques, du côté du larynx, sont beaucoup moins fréquentes que ne le sont les localisations tuberculeuses de même siège.

Il est intéressant, à cet égard, de rapprocher deux statistiques, qui abordent la question à des points de vue différents, et portent chacune sur un nombre de cas assez imposant pour être absolument concluantes :

L'une d'elles provient d'un syphiligraphe. Elle exprime la fréquence des localisations laryngées, par rapport aux autres accidents syphilitiques : c'est celle de Lewin, qui, sur 20,000 syphilitiques traités, de 1863 à 1880, à la Charité de Berlin, n'a trouvé que 575 fois le larynx atteint (2,9 %).

L'autre appartient à un laryngologue : c'est celle de Schrœtter. Elle indique la proportion des formes syphilitiques parmi l'ensemble des affections laryngées. Sur 21,044 malades de la gorge examinés par lui, de 1871 à 1881, il a trouvé, dans 4,5 % des cas, la syphilis en cause. Cette donnée s'éloigne peu du résultat indiqué par Mackenzie, lequel, sur 10,000 cas d'affections de la gorge, a noté 308 fois la syphilis (3,08 %).

La syphilis peut frapper le larynx à deux moments de son évolution, dans la période secondaire et dans la période tertiaire.

Dysphonies secondaires.

Les accidents de la période secondaire sont, le plus souvent, des accidents de nature catarrhale. Je n'entends exprimer, en écrivant ce mot, que la forme superficielle des lésions, sans vouloir en rien aborder la question si controversée de la spécificité possible de ce catarrhe secondaire, pas plus que la distinction à faire entre l'érythème syphilitique du larynx et le catarrhe proprement dit. Je n'emploie le terme catarrhe que pour exprimer ce fait que, malgré son origine spécifique, l'inflammation secondaire de la muqueuse du larynx diffère fort peu, par l'ensemble de ses symptômes, et notamment par ses symptômes vocaux,

du catarrhe simple dont nous nous sommes occupés précé-
demment. Ce serait donc nous exposer à des redites inutiles que de refaire ici la description de la dysphonie catarrhale : raucité de la voix par gonflement de la muqueuse ;
défaut de tension par parésie des muscles, qui sont, ici
comme partout, victimes de la loi de Stokes ; hypersécré-
tion d'un mucus moins abondant d'ailleurs que dans les
catarrhes vulgaires ; toutes les causes d'enrouement que
nous avons énumérées à propos des laryngites simples, se
retrouvent ici et ne diffèrent que par la nature particulière
de leur origine.

L'enrouement du syphilitique présente toutefois quelques
particularités qui le distinguent, jusqu'à un certain point,
de l'enrouement catarrhal commun. C'est d'abord le caractère rude et grossier qu'il donne à la voix. Suivant une
expression consacrée, qu'il serait malaisé de remplacer par
une autre moins familière, elle prend le timbre crapuleux.
De plus, cet enrouement diffère de celui des laryngites
simples par son allure continue et l'absence de ces rémis-
sions qu'on observait dans les formes banales, à certaines
heures de la journée. Les influences extérieures ne modifient pas d'une façon appréciable la dysphonie du syphilitique, laquelle persiste, à peu près au même degré, aussi
longtemps que se prolongent les altérations qui la causent.

Le caractère essentiel de la laryngite secondaire, tant
qu'elle ne dépasse pas le degré du simple érythème (érythème vermillon, coup de pinceau à la commissure), c'est
son indolence absolue : c'est là, pour ainsi dire, la signa-
ture de sa spécificité. Les symptômes vocaux sont, en
somme, assez peu prononcés, et quelquefois même absolument absents, dans cette forme diffuse des laryngites
secondaires, dont Lewin fait une véritable syphilide de la
muqueuse, sous le nom d'érythème laryngé. Mais leur

intensité s'accroît, en même temps d'ailleurs que les autres
signes subjectifs, dans les éruptions circonscrites :

Plus prononcée déjà dans la forme roséolique (Jullien,
Traité des maladies vénériennes, 2e édition, p. 750), l'enrouement s'exagère encore quand apparaissent, sur la muqueuse laryngée, les érosions superficielles et les saillies
papuleuses, dont quelques-uns font des plaques muqueuses
vraies, tandis que d'autres y voient des dépôts gommeux
circonscrits. Cette aggravation des troubles vocaux est due
à l'adjonction d'un nouveau phénomène, qui faisait défaut
dans l'érythème diffus, l'œdème de la muqueuse et l'infiltration du tissu sous-muqueux. Les papules, suivant
Lewin, siégeant d'ailleurs le plus souvent vers la partie
moyenne des cordes vocales, on comprend leur influence
immédiate sur la phonation.

Comme forme de transition empiétant soit sur la fin de
la période secondaire, soit sur le début du tertiarisme,
Jullien décrit (*Traité des maladies vénériennes,* 2e éd., p.
752) une variété de laryngite hyperplasique constituant une
véritable sclérose diffuse des tissus. Cette infiltration, moins
circonscrite que l'infiltration gommeuse proprement dite,
envahit des régions entières, épiglotte, cordes vocales supérieures, replis ary-épiglottiques, et s'accompagne de phénomènes dysphoniques qui vont rarement jusqu'à l'aphonie
complète.

Telles sont les formes précoces des lésions que la syphilis
produit dans le larynx, et dont la gravité est incomparable-
ment moins grande que celle des formes tardives.

Dysphonies tertiaires.

Les lésions tertiaires de la syphilis agissent sur le larynx
suivant un double mécanisme, correspondant aux deux
phases de leur évolution ; dans leur période d'accroisse-
ment, elles infiltrent les tissus ; elles les détruisent dans

leur stade ulcéreux. C'est, jusque-là, la même marche que celle de la tuberculose. Mais ici s'ajoute une troisième phase, qui ne s'observe que bien rarement chez les tuberculeux : c'est la phase de réparation. Quoiqu'elle réponde, théoriquement, à la guérison, cette troisième période est souvent, dans la syphillis, la plus désastreuse pour les fonctions de l'organe ; et tel malade arrive à l'aphonie complète après la cicatrisation de ses ulcères laryngés, qui avait gardé une voix relative pendant l'évolution des tissus gommeux et pendant leur fonte ulcéreuse.

1° INFILTRATION GOMMEUSE. — C'est l'épiglotte, ce sont les plis ary-épiglottiques qui en sont le siège ordinaire. Les parties sont transformées en bourrelets épais qui les rendent méconnaissables, obstruent l'orifice supérieur du larynx, empêchant le plus souvent d'apercevoir les cordes vocales. D'ailleurs, comme dans l'infiltration tuberculeuse, ces dernières sont rarement atteintes directement par le dépôt néoformé ; ce sont les gonflements de voisinage, les contacts des saillies voisines, c'est l'occlusion des ventricules, le défaut de rapprochement des aryténoïdes, qui produisent mécaniquement les désordres vocaux.

Les dépôts gommeux circonscrits, gommes proprement dites, ont un siège beaucoup moins constant et peuvent occuper tous les points du larynx : toutefois, c'est encore l'épiglotte, notamment sa face linguale, les plis ary-épiglottiques, surtout l'espace inter-aryténoïdien, qui en sont les lieux d'élection ; cependant les cordes supérieures, et même la face inférieure des cordes vocales, présentent assez souvent des tumeurs gommeuses : quand la corde elle-même est atteinte et quand l'infiltration est assez profonde pour pénétrer jusqu'au tissu fibreux, l'aphonie est, le plus souvent, absolue.

2° PÉRIODE ULCÉREUSE. — L'ulcération du tissu gommeux, loin d'ajouter toujours à la gravité des symptômes vocaux,

détermine parfois une sorte de détente, une diminution du
gonflement, qui peut amener un mieux sensible.

Comme cette fonte des gommes laryngées évolue, ainsi
qu'on le sait, avec une incroyable rapidité, il arrive parfois
qu'on assiste à une amélioration de la fonction, aussi subite
qu'imprévue, et qui parait d'autant plus surprenante, qu'elle
coïncide avec une apparente aggravation de la lésion anatomique.

Les ulcérations syphilitiques sont d'ailleurs, d'une façon
générale, moins destructives que celles de la tuberculose.
Tandis que ces dernières entament les tissus sains et produisent de larges solutions de continuité, la gomme au
contraire se fond aux dépens de sa propre substance ; mais
elle laisse derrière elle un tissu de cicatrice dont la rétrac-
tilité n'est pas moins à redouter pour l'avenir vocal de
l'organe.

La bénignité des ulcérations syphilitiques n'est donc que
passagère et ne s'étend pas à la phase de cicatrisation.
Elle n'est d'ailleurs, même à la période ulcéreuse, qu'une
bénignité très relative et essentiellement subordonnée au
siège des altérations :

Tandis que les pertes de substance de l'épiglotte, des plis
ary-épiglottiques, peuvent laisser la fonction vocale plus
ou moins indemne, d'autres la compromettent d'une façon
définitive, celles des cordes vocales en détruisant le tissu
vibrant, celles des régions aryténoïdiennes en déformant
les cartilages ou en immobilisant l'articulation crico-aryténoïdienne.

3° PÉRIODE DE RÉPARATION. — Quand le larynx a échappé,
d'une façon plus ou moins complète, aux menaces de la
période d'infiltration et à celles de la phase destructive, il
n'est pas encore à l'abri. C'est même, avons-nous vu, à ce
moment que le danger devient le plus pressant, non seulement pour la phonation, mais aussi pour la fonction respiratoire.

Les cicatrices qui succèdent aux ulcérations gommeuses possèdent une tendance à la rétraction qui rend particulièrement graves les atrésies et les déplacements qu'elles entraînent. Tantôt c'est une soudure partielle des bords des cordes vocales, une oblitération de la glotte par une membrane en forme de diaphragme ; tantôt ce sont des déformations de l'épiglotte, que la rétraction du tissu inodulaire renverse et plisse de toute façon ; tantôt la cicatrice enfin fixe les aryténoïdes soit dans la position cadavérique, soit dans l'extrême abduction, situations également incompatibles avec l'exercice de la fonction vocale. En somme, les altérations cicatricielles peuvent donner à la glotte les formes les plus bizarres, et l'on trouve dans les auteurs d'innombrables figures représentant les aspects imprévus que peut prendre, en ces circonstances, l'image laryngoscopique. La plupart de ces changements de forme ont pour conséquence l'aphonie complète, et, ce qui est pire, l'aphonie définitive. La maladie est guérie, mais la cicatrice reste, et, avec elle, la déformation qui rend à tout jamais la fonction impossible.

V

DYSPHONIES PARALYTIQUES

Les paralysies du larynx sont habituellement divisées en deux catégories étiologiques ; celles qui résultent d'altérations matérielles du système nerveux laryngo-moteur ; celles où l'on ne trouve pas de lésions appréciables ou constantes, et que l'on classe, faute de mieux, parmi les affections dites fonctionnelles. En réalité, ce dernier groupe est le refuge de toutes les formes dont on ne connaît pas encore les conditions pathogéniques. C'est lui pourtant qui nous arrêtera le plus longuement, car la plupart des paralysies vocales se rattachent à cette classe étiologique mal définie.

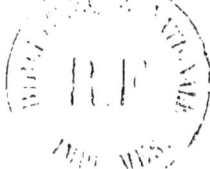

tandis que les altérations matérielles déterminent plutôt des
paralysies respiratoires.

Paralysies par lésions matérielles du système nerveux.

Cette catégorie comprend l'ensemble des troubles moteurs
produits dans le larynx soit par les altérations de son appareil nerveux central, soit par les affections périphériques
qui peuvent atteindre ses conducteurs nerveux.

Énumérer toutes ces causes, serait entreprendre en entier
l'histoire des paralysies du larynx. Nous devons nous borner
ici à choisir, dans les variétés étiologiques, d'abord celles
qui touchent à la fonction vocale et non à l'acte respiratoire,
puis à trier, parmi ces cas, ceux qui peuvent retirer bénéfice
du traitement sulfureux.

Ainsi que nous l'avons indiqué tout à l'heure, les lésions matérielles de l'appareil nerveux du larynx compromettent beaucoup plus facilement sa fonction respiratoire que sa fonction
vocale. Tel est le théorème clinique dont MM. Rosenbach et
Semon ont affirmé presque simultanément l'existence. Ainsi
exprimé, le fait n'est pas niable, et les observations le confir-
ment chaque jour. Ce qui est plus sujet à contestation, c'est
l'interprétation qu'en ont donnée ces deux auteurs. Pour eux,
ces phénomènes respiratoires précoces et constants sont
dus à la paralysie isolée des abducteurs, laquelle domine et
précède toujours celle des adducteurs, sans qu'on puisse
expliquer cette singulière disgrâce de certaines fibres du
récurrent, toujours frappées plus que les autres et toujours
frappées les premières. Aussi n'est-ce pas sur le fait lui-
même que l'on discute, mais sur la façon dont il faut le
comprendre. C'est ainsi qu'à la doctrine des paralysies
partielles et électives proposée par Rosenbach et Semon,
une théorie nouvelle tend à se substituer, que M. Krause a
établie sur une très intéressante série d'expériences. Pour
lui, les phénomènes de suffocation, qui accompagnent si fré-

quemment les lésions des nerfs du larynx, ne seraient nullement des accidents paralytiques, mais des contractures
produites par l'irritation totale du tronc nerveux, et about-
tissant, comme le fait l'excitation expérimentale du récurrent.
à l'occlusion de la glotte, par l'action prédominante des
adducteurs.

Sans nous attarder à cette question de doctrine, qui a
soulevé depuis dix ans tant de polémiques ardentes,
extrayons de ces discussions le fait clinique qui seul nous
intéresse : les affections de voisinage qui compriment le
récurrent, les lésions anatomiques qui altèrent son tissu,
ne se manifestent pas, au début, par des symptômes vocaux. Elles n'atteignent la fonction phonatrice qu'à une
période avancée, quand la paralysie partielle est devenue
totale, dirait Semon ; quand la période de réaction spasmodique a fait place à la période de paralysie, dirait
Krause.

C'est donc seulement dans cette phase ultime, quand les
phénomènes vocaux se sont joints aux accidents respiratoires ou les ont remplacés, que les paralysies de cause
matérielle nous intéressent, puisque nous ne nous occupons
ici que des troubles dysphoniques. Encore en est-il un grand
nombre que nous devons éloigner de notre cadre, pour
nous borner à celles dont la cause est accessible à la médication de Challes.

Parmi ces dernières, il en est deux sur lesquelles je
désire attirer l'attention : ce sont les dysphonies paralytiques dues à la compression du récurrent par les hypertro-
phies thyroïdiennes, et celles que déterminent les adénopathies.

GOITRES. — Un fait sur lequel s'accordent tous les auteurs
qui ont écrit sur Challes, c'est l'action efficace de cette
médication dans les goîtres à forme parenchymateuse. Or
les paralysies du récurrent dues à cette cause de compres-

sion sont loin d'être exceptionnelles. Steinthal[1] a insisté récemment sur cette étiologie possible des paralysies laryngées, et Scheinmann[2] vient encore de citer un fait de ce genre, dont j'ai moi-même observé un cas très remarquable.

ADÉNOPATHIES. — A deux reprises différentes, à propos de la tuberculose et de la syphilis, nous avons signalé la fâcheuse influence que peut exercer sur le récurrent le voisinage de ganglions dégénérés.

Pour compléter l'énumération des paralysies laryngées provenant de cette origine, il convient de citer ici celles qui reconnaissent pour cause, non plus une altération secondaire ou spécifique des ganglions péri-récurrentitiels, mais leur gonflement inflammatoire, leur simple hypertrophie chez les sujets dits lymphatiques.

Sans vouloir rappeler les symptômes, aujourd'hui très exactement décrits, de l'adénopathie trachéo-bronchique, je désire seulement attirer l'attention sur une forme peu connue d'enrouement, à laquelle il paraît difficile de refuser une origine ganglionnaire :

On observe assez fréquemment, surtout chez les jeunes sujets, des phénomènes dysphoniques dont il est impossible de trouver l'explication dans l'état anatomique du larynx : la muqueuse a gardé sa coloration normale, la glotte sa forme régulière ; les cordes même semblent parfaitement mobiles, sauf que, dans l'émission des sons aigus, on constate qu'elles joignent mal et laissent entre elles une fente elliptique. Le trouble vocal ne va jamais jusqu'à la complète aphonie. Ce n'est même pas un véritable enrouement : c'est un abaissement de la tonalité. Ce sont des enfants, surtout des jeunes filles, qui prennent peu à peu une voix rude et

[1] Medicin. Correspondenzblatt des wurttemb. ærztl. Landesvereins, 1890, n° 1.
[2] Berliner klinische Wochenschr., 2 décembre 1889, p. 1053.

basse, une grosse voix, une voix presque masculine, sans
qu'aucun autre symptôme se montre du côté du larynx ou
ailleurs, sans toux, sans douleurs, sans symptômes géné-
raux et, comme je l'ai dit, sans aucune lésion matérielle
appréciable. Ce désordre vocal, si particulier, est vraisemblablement le fait d'une parésie des tenseurs, et,
comme aucune cause locale n'explique ce trouble moteur,
il est juste d'en chercher l'origine dans une lésion éloignée :
la fréquence de ces accidents chez les enfants strumeux ou
lymphatiques, leur coïncidence habituelle avec des engor-
gements sous-maxillaires et des ganglions cervicaux, enfin
l'absence de toute autre cause appréciable de compression,
rendent très acceptable en somme la solution anatomo-
pathologique à laquelle nous nous sommes arrêtés, et justifient l'emploi d'un traitement exclusivement dirigé contre
les adénopathies bronchiques ou trachéo-laryngées, origines
de tout le mal.

Paralysies fonctionnelles.

Nous n'avons pas à revenir sur les parésies musculaires
qui résultent, par voisinage, des altérations de la muqueuse.
On admet, jusqu'à nouvel ordre, que la plupart des paralysies dissociées, portant sur un seul muscle ou sur un
petit nombre de muscles laryngés, sont des lésions myopathiques de cet ordre. Nous avons suffisamment insisté sur
l'importance de ces troubles paralytiques, dans la production des troubles vocaux qui accompagnent les différentes
affections du larynx.

Nous glisserons également sur les paralysies hystériques. Ce sont des altérations fonctionnelles d'origine
cérébrale, je dirais presque d'origine psychique, contre
lesquelles Challes ne peut pas plus, mais peut autant que
tous les traitements possibles. Les faits, accumulés depuis
quelques années, ne permettent pas de douter que, dans

*

ces formes d'aphonie, toutes les médications réussissent,
pourvu qu'elles soient suffisamment suggestives, et que
tous les succès merveilleux obtenus l'ont été par la voie
morale, depuis l'emploi de l'électricité jusqu'à la simple
application du miroir laryngien, ou à l'injonction de parler
faite durant le sommeil hypnotique.

Mais il existe une forme de dysphonie sur laquelle je
désire insister longuement, parce que j'ai eu l'occasion d'en
observer un très grand nombre. Je veux parler de ces troubles vocaux professionnels, sur lesquels B. Fraenkel[1] a
appelé l'attention et qu'il a désignés sous le nom de *mogiphonie* (μόγις, avec peine), par analogie avec le mot *mogi-
graphie* que Hirsch avait appliqué à la crampe des écrivains.

Cette affection, particulière aux personnes qui abusent
professionnellement de leur larynx, se rencontre chez les
orateurs, les professeurs, les chanteurs et, tout particulièrement, chez les ecclésiastiques. Il semble que, chez ces
derniers, l'affection prenne une intensité exceptionnelle et
revête un type tout spécial, dont je possède personnelle-
ment un très grand nombre d'observations toutes taillées,
puis-je dire, sur le même modèle :

L'affection ne se manifeste d'abord que dans les grands
efforts vocaux, dans le chant, la prédication, l'enseignement : son symptôme initial et caractéristique, c'est la
fatigue extrême qui se produit, après quelques instants de
parole ou de chant, non seulement dans le larynx, mais
jusque dans les muscles extérieurs du cou. Parfois cette
fatigue est tout à fait générale, et le malade arrive exténué,
quand il peut y parvenir, au bout de son sermon ou de sa
leçon ; il n'y arrive, en tous les cas, qu'au prix d'un effort
absolument disproportionné avec le résultat.

---

[1] *Ueber die Beschaeftigungsschwaeche der Stimme*, « *Mogiphonie*, »
Deutsche medic. Wochenschr., n° 7, p. 121, 1887.

Plus tard, c'est la parole ordinaire elle-même qui est compromise. Les malades, qu'on n'observe guère avant cette période, présentent alors un aspect très particulier, que reconnaîtront sûrement ceux qui en ont rencontré quelques exemples. Leur voix est basse, presque chuchotée, non parce qu'ils sont enroués ou aphones, mais parce que la parole à voix haute les fatigue et leur est positivement une souffrance. C'est avec cette voix éteinte, contenue, qu'ils vous font, de leurs tribulations, un tableau qui ne varie guère. Tous insistent sur l'effort extrême que la parole leur coûte, sur la fatigue énorme qui la suit. Tous montrent le même désespoir de cette infirmité, qui les éloigne de leur profession et s'accuse davantage à chaque tentative qu'ils font pour la surmonter. Je ne sais pas d'affection laryngée où le récit des malades soit plus uniformément stéréotypé :

L'affection a débuté lentement : c'était d'abord une sorte de voile qui rendait la voix moins forte, l'empêchait de porter, mais qu'un effort de volonté pouvait vaincre. Puis le symptôme s'est accru, jusqu'à rendre impossible tout discours prolongé, jusqu'à rendre enfin douloureuse même la parole ordinaire de la conversation.

L'examen laryngoscopique est presque négatif. A peine un peu de rougeur diffuse, quelques vaisseaux sinueux sur les cordes vocales, un peu d'écartement des lèvres glottiques dans l'émission des sons ; mais rien qui soit en proportion avec la gravité du symptôme. C'est, par excellence, un trouble fonctionnel, et B. Frænkel avait toute raison pour rapprocher cet état des asynergies motrices, des névroses coordinatrices des professions (Benedikt) qu'on a depuis longtemps décrites dans d'autres régions. C'est une variété de plus à ajouter à ces névroses musculaires qui sont venues se grouper autour du type unique primitivement reconnu, autour de cette « crampe des écrivains » qui représente évidemment l'espèce la mieux définie du genre. On sait, en effet, que les troubles moteurs, dès longtemps signalés dans l'acte d'écrire, ont été retrouvés par la suite dans un grand nombre d'autres actes exigeant, comme celui-là, la coopération synergique d'un certain nombre de muscles. Après la crampe des écrivains, on a décrit celle des pianistes, celle des joueurs de violon, celle des employés de télégraphe, des laitières, des danseuses. Tout le monde connaît les exemples curieux cités par Duchenne, l'histoire du tailleur dont la main se tournait en dedans dès qu'il prenait l'aiguille, celle du maître d'armes qui ne pouvait se mettre en garde sans qu'aussitôt son bras se plaçât en pronation, celle du tourneur dont les fléchisseurs du pied se contracturaient dès qu'il l'appliquait sur sa pédale. Le caractère commun de tous ces troubles fonctionnels est de s'opposer uniquement à l'accomplissement de certains actes disciplinés, qui nécessitent une coordination motrice acquise par l'éducation et devenue automatique. Or, les mouvements vocaux du larynx possèdent au plus haut degré ce caractère d'automatisme acquis, et l'équilibre musculaire qui réalise et varie la tension des cordes n'est pas un acte moins délicat que la coopération par où les lombricaux et les interosseux commandent aux mouvements de l'écriture.

Aux variétés professionnelles de névroses musculaires que j'indiquais plus haut, et dont je suis certes très loin d'avoir épuisé la liste, il faut donc ajouter les dyskinésies du larynx. C'est là sans contredit la véritable place où doivent nosographiquement se ranger les désordres vocaux dont j'ai tout à l'heure esquissé l'apparence clinique. Il est bon d'observer d'ailleurs que ce rapprochement nous éclaire fort peu sur leur nature véritable, car le groupe où nous les plaçons ne contient que des éléments dont on connaît tout aussi peu l'essence intime et la pathogénie.

La variété de névrose vocale que nous venons de décrire ne représente qu'une forme de dyskinésie laryngée, la forme paralytique ; c'est la seule que B. Frænkel ait désignée sous le nom de *mogiphonie*. Mais, dans toutes les autres classes de dyskinésies professionnelles, on admet trois espèces, différant par leurs caractères cliniques : dans la première il existe de la paralysie, dans la seconde du tremblement, dans la troisième du spasme. Or, les deux dernières variétés sont représentées dans la pathologie laryngée, aussi bien que la forme paralytique. Je ne fais que les indiquer ici, ne voulant pas m'arrêter sur ces points étrangers à notre sujet :

Le trouble de stabilité musculaire, qui aboutit ailleurs au tremblement, produit, du côté du larynx, une trémulation particulière que B. Frænkel indique à côté de la *mogiphonie* vraie, et qui n'est pas le chevrotement proprement dit.

Quant à la forme spasmodique, elle fut d'abord signalée par Schnitzler, en 1875, et depuis très souvent décrite, surtout dans ces dernières années : c'est à elle que se rapportent la plupart des travaux publiés sous les titres divers *d'aphonie* ou de *dysphonie spasmodique,* de *spasme phonique de la glotte,* et en particulier les mémoires de Hack, Michael, Schech, Paul Koch, Knight, Jonquières : tous, en effet, nous montrent un tableau clinique assez uniforme et très particulier : aphonie passagère ou troubles vocaux coïncidant avec la contracture, vérifiée au laryngoscope, des muscles adducteurs et peut-être des tenseurs des cordes vocales.

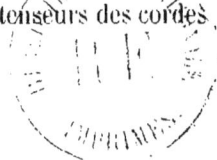

TABLE DES MATIÈRES

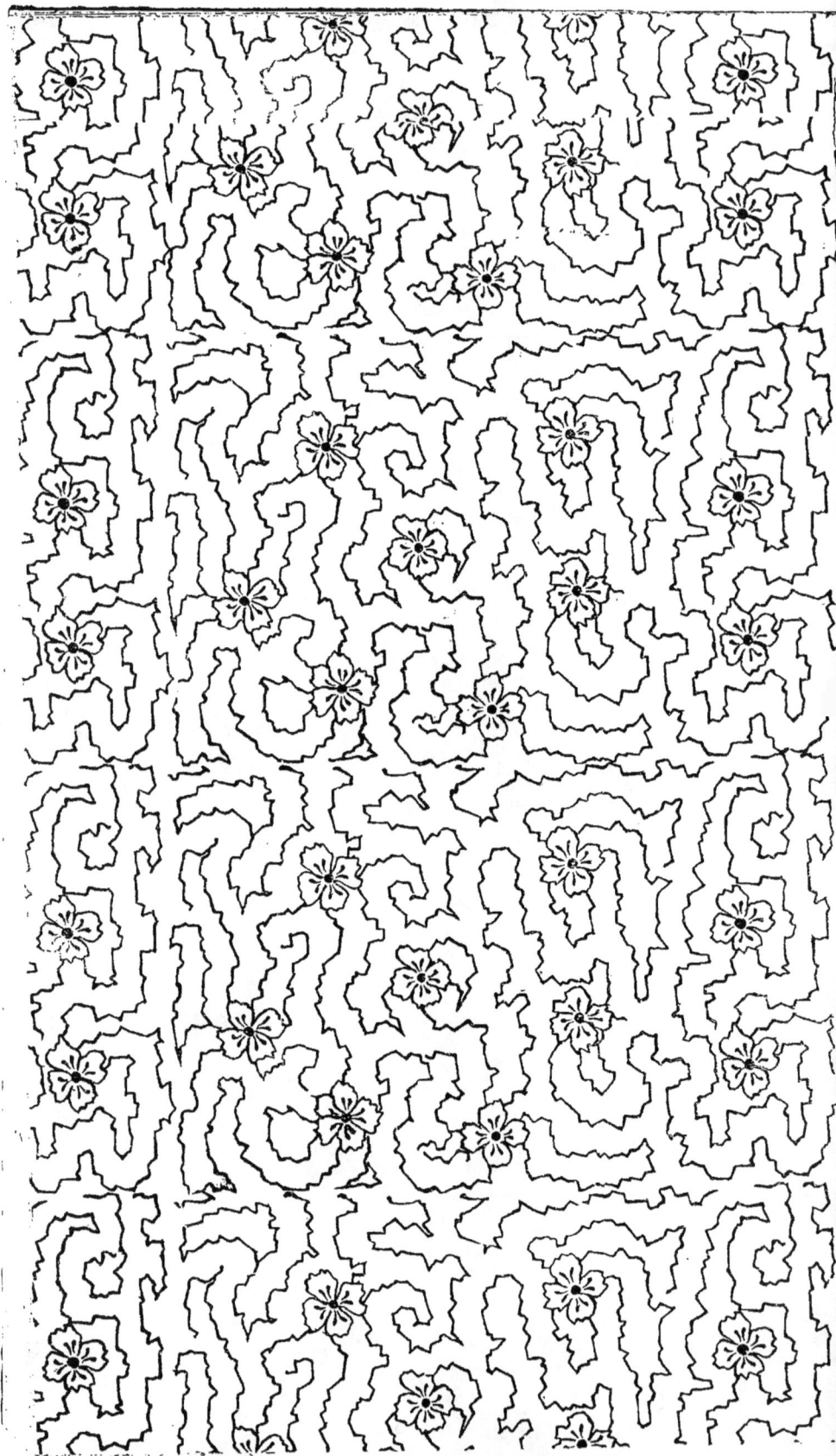

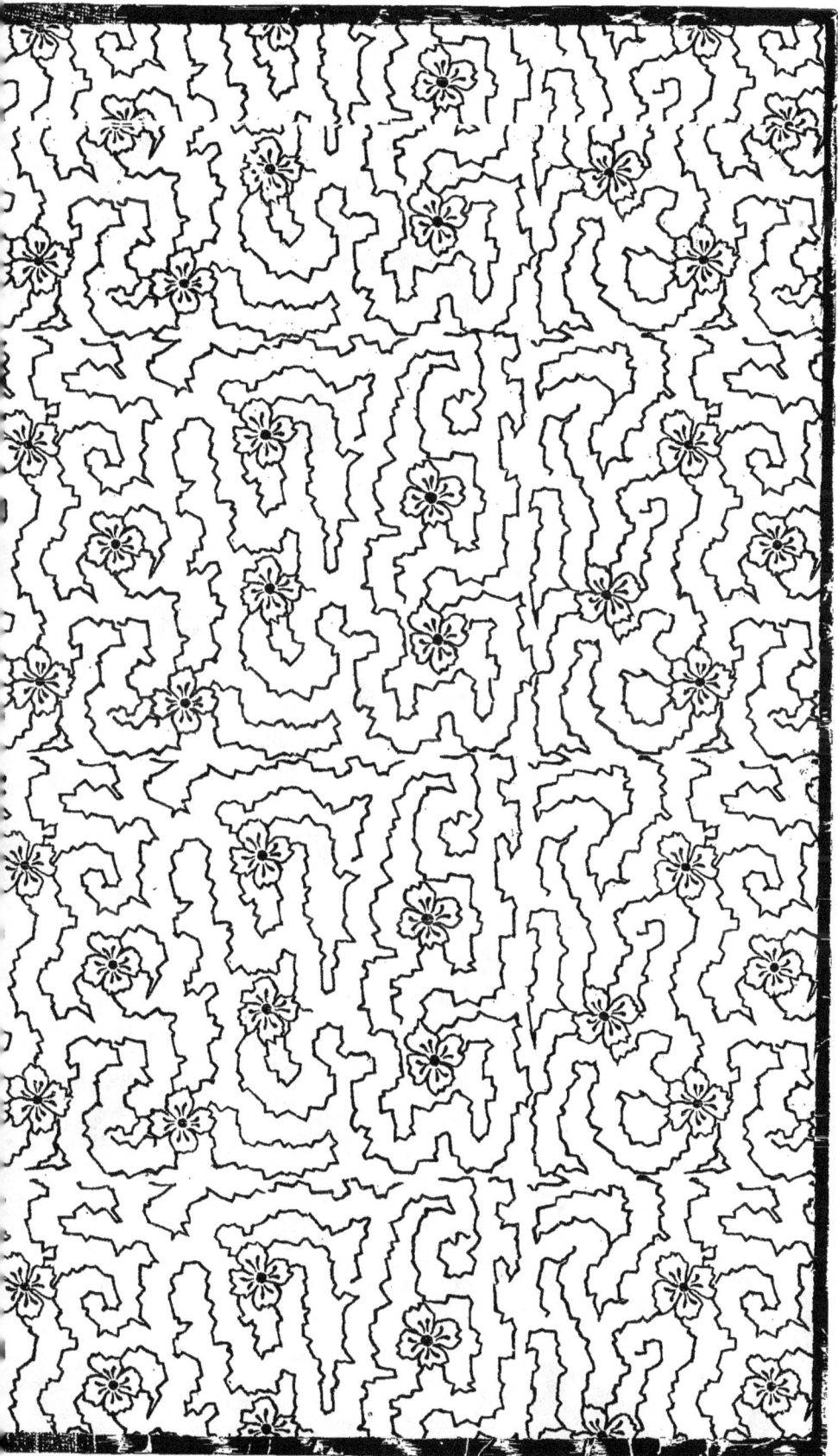

www.ingramcontent.com/pod-product-compliance
Lightning Source LLC
Chambersburg PA
CBHW071214200326
41519CB00018B/5517